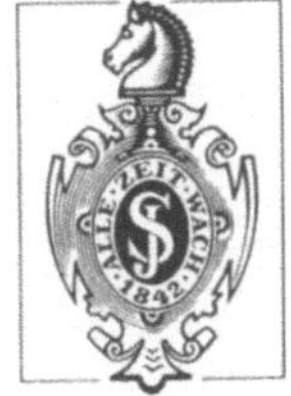

R. Herrmann (Hrsg.)

ZNS-Metastasierung des Mammakarzinoms

Geleitwort von D. Huhn

Mit 41 Abbildungen und 50 Tabellen

Springer-Verlag
Berlin Heidelberg New York London Paris
Tokyo Hong Kong Barcelona Budapest

Professor Dr. Richard Herrmann
Medizinische Klinik und Poliklinik
Klinikum Rudolf Virchow der Freien Universität Berlin
Spandauer Damm 130, W-1000 Berlin 19
Bundesrepublik Deutschland

ISBN-13: 978-3-540-53575-1   e-ISBN-13: 978-3-642-76359-5
DOI: 10.1007/978-3-642-76359-5

CIP-Titelaufnahme der Deutschen Bibliothek
ZNS-Metastasierung des Mammakarzinoms / R. Herrmann (Hrsg.). Geleitw. von D. Huhn. – Berlin ; Heidelberg ; New York ; London ; Paris ; Tokyo ; Hong Kong ; Barcelona ; Budapest ; Springer, 1991

NE: Herrmann, Richard [Hrsg.]

Satz: Fotosatz-Service Köhler, Würzburg

25/3130-543210 – Gedruckt auf säurefreiem Papier

Geleitwort

Die optimale Behandlung der ZNS-Metastasen eines Mammakarzinoms ist ein Problem, mit welchem der onkologisch tätige Arzt häufig konfrontiert wird und das in aller Regel eine gute interdisziplinäre Zusammenarbeit erfordert.

Eine von 14 Frauen hat – statistisch betrachtet – die Chance, in ihrem Leben an einem Mammakarzinom zu erkranken; bei 5–25% dieser Patientinnen (je nach Patientenkollektiv) sind Hirnmetastasen zu erwarten. Als Behandlungsmaßnahmen kommen die medikamentöse Therapie, die Strahlenbehandlung sowie der neurochirurgische Eingriff in Betracht.

Es war deshalb verdienstvoll, 1989 in Berlin ein Symposium zu veranstalten, das ganz allein diesem Thema gewidmet war. Viele offene Fragen waren zu diskutieren und, wenn möglich, einer Lösung näherzubringen. Welche diagnostische Maßnahme ist anzustreben, CT oder Kernspintomographie? Wann ist eine Myelographie erforderlich, wann eine Liquorpunktion? Ist die Blut-Hirn-Schranke bei der medikamentösen Behandlung von Hirnmetastasen zu berücksichtigen oder ist diese bei ausgedehnteren Metastasen nicht mehr wirksam? Ist die Strahlentherapie kurativ wirksam? Kommt der operativen Entfernung der Hirnmetastase eine zuverlässigere Heilungschance zu? Ist die Operation für den Patienten möglicherweise weniger belastend als die Bestrahlung, muß sie durch eine Strahlenbehandlung ergänzt werden?

In dem vorliegenden Band werden diese Fragen interdisziplinär behandelt; dem Leser werden die Probleme verdeutlicht, in manchen Fällen Lösungen angeboten. Einem sonst nur am Rande behandelten Thema wird der gebührende zentrale Platz zugewiesen!

Prof. Dr. med. D. Huhn

Inhaltsverzeichnis

Verzeichnis der Erstautoren

BAMBERG, M., Prof. Dr.; Abteilung für Strahlentherapie der
Universität Tübingen, Hoppe-Seyler-Str. 3, W-7400 Tübingen,
Bundesrepublik Deutschland

CHIANG. M.-F., Dr.; Neurochirurgische Klinik, Universitätsklinikum
Steglitz, Freie Universität Berlin, Hindenburgdamm 30,
W-1000 Berlin 45, Bundesrepublik Deutschland

GROTE, E. H., Prof. Dr.; Neurochirurgische Universitätsklinik,
W-7400 Tübingen, Bundesrepublik Deutschland

HERRMANN, R., Prof. Dr.; Medizinische Klinik und Poliklinik,
Universitätsklinikum Rudolf Virchow, Standort Charlottenburg,
Spandauer Damm 130, W-1000 Berlin 19, Bundesrepublik
Deutschland

HUHN, D., Prof. Dr.; Medizinische Klinik, Universitätsklinikum
Rudolf Virchow, Spandauer Damm 130, W-1000 Berlin 19,
Bundesrepublik Deutschland

KIRICUTA, I. C., Dr.; Klinik und Poliklinik für Strahlentherapie
der Universität Würzburg, W-8700 Würzburg, Bundesrepublik
Deutschland

KÖLMEL, H. W., Prof. Dr.; Neurologische Abteilung im
Universitätsklinikum Rudolf Virchow, Augustenburger Platz 1,
W-1000 Berlin 65, Bundesrepublik Deutschland

KRAUSENECK, P., Prof. Dr. Dipl.-Psych.; Neurologische Universitätsklinik, W-8700 Würzburg, Bundesrepublik Deutschland

KREUSER, E. D., Priv.-Doz. Dr.; Freie Universität Berlin, Klinikum
Steglitz, Abteilung Innere Medizin mit Schwerpunkt Hämatologie
und Onkologie, Hindenburgdamm 30, W-1000 Berlin 45,
Bundesrepublik Deutschland

LENZ, H. J., Dr.; Medizinische Universitätsklinik Tübingen,
Abteilung II, Otfried-Müller-Str. 10, W-7400 Tübingen,
Bundesrepublik Deutschland

SARTORELLI, B., Dr.; Klinik und Poliklinik für Radio-Onkologie,
Universitätsspital Zürich, Rämistr. 100, CH-8091 Zürich

SCHNABEL, K., Prof. Dr.; Abteilung für Strahlentherapie,
Radiologische Universitätsklinik, W-6650 Homburg/Saar,
Bundesrepublik Deutschland

SCHÖNMAYR, R., Priv.-Doz. Dr.; Neurochirurgische Klinik,
Nordstadt-Krankenhaus, Haltenhoffstr. 41, W-3000 Hannover 1,
Bundesrepublik Deutschland

SCHÖRNER, W., Prof. Dr.; Radiologische Klinik und Poliklinik,
Klinikum Rudolf Virchow/Standort Charlottenburg,
Freie Universität Berlin, Spandauer Damm 130, W-1000 Berlin 19,
Bundesrepublik Deutschland

STEINBRICH, W., Prof. Dr.; Institut für Diagnostische Radiologie,
Kantonsspital (Universitätsklinik), Petersgraben 4, CH-4031 Basel

THRON, A., Prof. Dr.; Neuroradiologie, Neurologische Klinik der
Medizinischen Fakultät der Rhein.-Westf.-Techn. Hochschule,
Pauwelsstraße, W-5100 Aachen, Bundesrepublik Deutschland

WANDER, H.-E., Priv.-Doz. Dr.; Hämatologisch/onkologische
Fachpraxis Göttingen, Nikolausberger Weg 36, W-3400 Göttingen,
Bundesrepublik Deutschland

WANNENMACHER, M., Prof. Dr. Dr.; Abt. Klinische Radiologie
und Poliklinik, Radiologische Universitätsklinik,
Im Neuenheimer Feld 400, W-6900 Heidelberg,
Bundesrepublik Deutschland

WEBER, U., Prof. Dr.; Orthopädische Klinik und Poliklinik der Freien
Universität Berlin im Oskar-Helene-Heim, Clayallee 229,
W-1000 Berlin 33, Bundesrepublik Deutschland

I. Epidemiologie und Klinik

ZNS-Metastasierung beim Mammakarzinom – Risikofaktoren

H. E. Wander

Einleitung

Das Mammakarzinom ist eine sehr heterogene Erkrankung. Prognose und Überlebenszeit sind von verschiedenen Kriterien des Tumors und des betroffenen Organismus abhängig, welche als Prognosefaktoren bezeichnet werden. Unter diesen hat der Metastasierungstyp einen nicht unerheblichen Einfluß [9].

Nach Literaturangaben beträgt die klinisch diagnostizierte Häufigkeit einer ZNS-Metastasierung – bei einem „range" von 7,5–57% – 26,6% [3, 4]. Im Sektionsgut wird eine ZNS-Beteiligung bis zu 50% nachgewiesen [8]. Nach eigenen Untersuchungen an 343 am metastasierenden Mammakarzinom verstorbenen Patientinnen ist die ZNS-Metastasierung damit nach dem ossären (40,5%) und noch vor dem gemischten Metastasierungstyp (25,9%) die zweithäufigste Metastasierungsart beim Mammakarzinom. Bei jährlich etwa 20 000 neu am Mammakarzinom erkrankten Frauen allein in der Bundesrepublik Deutschland, von denen etwa 45–50% an einer Metastasierung sterben werden, wird die Größenordnung des Problems der ZNS-Metastasierung deutlich.

Systematische Untersuchungen, das Risiko einer ZNS-Metastasierung beim metastasierenden Mammakarzinom näher zu charakterisieren, wurden trotz der eminenten Bedeutung bisher nicht durchgeführt. Dennoch existieren einzelne Hinweise. Sherlock u. Hartmann [8] beschrieben bereits 1962 einen signifikanten Anstieg viszeraler und zerebraler Metastasen unter der Steroidhormontherapie. Buzder et al. [1] fanden vermehrt ZNS-Metastasen in Kombination mit inflammatorischen Karzinomen sowie Harrison et al. und Paterson et al. [2, 7] bei Patientinnen, die zuvor eine adjuvante Chemotherapie erhalten hatten.

In dieser Arbeit wird versucht, das Risiko einer ZNS-Metastasierung durch Zuordnung und Korrelation bekannter, leicht verfügbarer Prognosefaktoren und klinischer sowie laborchemischer Daten zu charakterisieren.

Methodik, Patienten

Die Krankheitsverläufe von 32 Patientinnen mit histologisch gesichertem metastasierenden Mammakarzinom und Aussaat in das ZNS wurden anhand der unten aufgeführten Parameter mit denen von 22 Patientinnen verglichen,

Tabelle 1. Erläuterungen zu den folgenden Tabellen

CEA	–	< 20 ng/ml	Maximalwert im Verlauf der Erkrankung
	+	> 20 ng/ml	Maximalwert im Verlauf der Erkrankung
Prolaktin	–	< 500 mIE/L	Maximalwert im Verlauf der Erkrankung
	+	500–1000 mIE/L	Maximalwert im Verlauf der Erkrankung
	+ +	> 1000 mIE/L	Maximalwert im Verlauf der Erkrankung (Hyperprolaktinämie)
R	+	ER > 10 und/oder PR > 20 fmol/mg	
	–	ER und PR negativ	
	?	ER und PR unbekannt	

die auch nach Sektion keine ZNS-Metastasierung aufwiesen. In beiden Kollektiven erfolgte die Sicherung der Diagnose wie auch der Ausschluß eines zerebralen Befalles ausnahmslos entweder durch Sektion, intra vitam durch eine Computertomographie oder – im Falle einer Meningiosis carcinomatosa – zytologisch durch eine Liquorpunktion. Alle Patientinnen waren zum Zeitpunkt der Auswertung verstorben.

Als Vergleichsparameter dienten das Alter (zum Zeitpunkt der Primäroperation), Menopausenstatus (bei Diagnose der ersten Metastasierung), Art der Metastasierung (zerebraler und/oder meningealer Befall), Vortherapie, Anzahl und Art der Tumormanifestationen, Rezeptorstatus, Überlebenszeit in Monaten (Zeit von der Primärtherapie bis zum Tod) und freies Intervall (metastasenfreies Intervall ab Primärtherapie). Von den Laborparametern, karzinoembryonales Antigen (CEA) und Prolaktin im Serum, wurden die jeweils während des gesamten Krankheitsverlaufes gemessenen Maximalwerte verwandt. Einzelne, vom übrigen Niveau abweichende Maximalwerte wurden nicht berücksichtigt. Im Falle der ZNS-Metastasierung kamen nur die Werte vor Diagnosestellung in die Bewertung. Die Bestimmungen erfolgten immer im gleichen Laboratorium und mit dem gleichen Testsystem, im Falle des CEA mit einem Festphasenenzymimmuntest, Prolaktin mit einem kommerziellen RIA (Serono). Tabelle 1 gibt die verwendeten Normgrenzen und Abkürzungen an.

Ergebnisse

Unter 32 Patientinnen mit gesichertem ZNS-Befall wurde 20mal ein reiner zerebraler Metastasierungstyp, 9mal eine Meningiosis und 3mal ein gemischter Typ diagnostiziert. Im Vergleich der Überlebenszeiten (Operation–Tod) zeigten sich keine gravierenden Unterschiede [48,5 Monate (range 13–166), 54 (12–92), 47 (24–66)].

Laut Tabelle 2 bestanden zum Zeitpunkt des ZNS-Befalles fast ausschließlich zwei oder mehr andere Metastasenmanifestationen. Entsprechend häufig hatten neben der Primäroperation bereits weitere Lokalbehandlungen und überwiegend mehrfach Systemtherapien stattgefunden (Tabelle 3). Die Korre-

Tabelle 2. Metastasenmanifestationen zur Zeit des ZNS-Befalles

pulmonal	1
ossär	2
2 Manifestationen	11
3 Manifestationen	4
4 Manifestationen	7
5 Manifestationen	4
7 Manifestationen	1

Tabelle 3. Therapie bei Diagnose ZNS-Befall

Keine		1
CT	(2)	1
R + CT	(1)	1
R + HT	(1,5)	5
R + CT (2) + HT	(2,9)	19
CT (1,5) + HT	(2,5)	3

( ) Anzahl der durchschnittlich durchgeführten Therapien; *CT* zytostatische Therapie; *HT* Hormontherapie; *R* Strahlentherapie

lation der Überlebenszeit mit CEA und Prolaktinspiegel sowie Metastasenlokalisation außerhalb des ZNS in beiden Patientengruppen zeigt, daß fast ausschließlich bei Patientinnen mit ZNS-Manifestationen eine kurze Überlebenszeit mit der Konstellation eines niedrigen CEA und erhöhtem bzw. hohem Prolaktin vergesellschaftet ist. Bei insgesamt 20 Patientinnen, die diese Konstellation aufwiesen (Tabelle 4), konnte 5mal eine familiäre Mammakarzinomanamnese erhoben werden. 13 dieser Frauen befanden sich zum Zeitpunkt der ersten Metastasierung in der Prämenopause (insgesamt 19 von 54 Patientinnen prämenopausal). Der Anteil positiver und negativer Hormonrezeptoren unterschied sich in beiden Patientenkollektiven nicht wesentlich. Auffällig ist jedoch, daß von den 12 hormonrezeptorpositiven Tumoren mit ZNS-Aussaat nicht ein einziger sowohl östrogen- als auch progesteronpositiv war.

Bevorzugt korrelierte eine kurze Überlebenszeit mit einer viszeralen Metastasierung, während ein vorwiegend ossärer Metastasierungstyp auch bei Patientinnen ohne ZNS-Befall häufiger in Verbindung mit längeren Überle-

Tabelle 4. Konstellation Prolaktin +/++ und CEA – (bei 20 von 54 Patientinnen mit metastasierendem Mammakarzinom)

- 13 Patienten prämenopausal
- 16 Patientinnen mit ZNS-Metastasen
- 0 Patienten mit ER- und PR-positivem Tumor
- 5 Patienten (25%) mit familiärem Mammakarzinom
- Alter 42,5 Jahre (19–69) bei Mammakarzinom-Diagnose
- mittlere Überlebenszeit 38 Monate (ab Operation)

Tabelle 5. Korrelation verschiedener Patientengruppen

	ZNS-Befall lebens- limitierend	ZNS-Manifestation im terminalen Stadium	kein ZNS-Befall verstorben am progredienten Tumor
n	15	17	19
Alter (Op.) in Jahren	42 (29–60)	48,5 (33–60)	51 (19–72)
DFI in Monaten	16 (2–46)	41 (12–138)	28,5 (0–93)
Überlebenszeiten in Monaten	29 (13–79)	71 (32–166)	60 (28–124)
R +	5	7	5
–	8	4	9
?	2	6	5
Prolaktin +/+ + + CEA –	14	2	3

Tabelle 6. Histologie der Hypophyse (Neuropathologie Universität Göttingen, Leiter: Prof. Dr. R. Friede)

Patientinnen ohne ZNS-Befall

Histologie	*Prolaktin mE/l (max. Wert)*
1 unauffällig	< 500
2 unauffällig	1240
3 unauffällig	1378
4 unauffällig	1818
5 unauffällig	1834
6 unauffällig	1980
7 unauffällig	2240
8 unauffällig	2705
9 unauffällig	6250
10 Hyperplasie	1236
11 minim. Adenom	566

Patientinnen mit ZNS-Metastasen

Histologie	*Prolaktin mE/l (max. Wert)*
1 unauffällig	< 500
2 unauffällig	< 500
3 unauffällig	965
4 unauffällig	1302
5 unauffällig	1639
6 unauffällig	2136
7 unauffällig	3443
8 Hyperplasie	877
9 Metastasen	< 500
10 Metastasen	821
11 Metastasen	1295

benszeiten gefunden wurde. Die Patientinnen, bei denen eine ZNS-Metastasierung frühzeitig und das Leben limitierend bei sonst noch beherrschbarem Tumorwachstum und noch vorhandenen therapeutischen Möglichkeiten auftrat, waren vergleichsweise jung [42 Jahre (29–60)] und wiesen ein sehr kurzes freies Intervall von durchschnittlich 16 Monaten (2–46) auf. Die Konstellation niedriges CEA und erhöhtes/hohes Prolaktin bestand innerhalb dieser Patientengruppe 14mal (bei insgesamt 15 Patientinnen). Bei der 15. Patientin, die als einzige diese Konstellation nicht aufwies, war eine solitäre Hirnmetastase das erste Zeichen der Aussaat. Nach erfolgreicher Strahlentherapie lebt sie noch 33 Monate ohne Hirnsymptomatik (Tabelle 5).

Im Vergleich zu dieser prognostisch ungünstigen Gruppe unterscheiden sich Patientinnen mit ZNS-Metastasierung, die sich erst im terminalen Stadium als eine unter vielen bemerkbar machte, in der Überlebenszeit und im Alter nicht von denen, die am progredienten Tumor ohne nachweisbaren Hirnbefall verstarben. Die Korrelation maximaler Serumprolaktinwerte mit dem lichtmikroskopischen Befund der Hypophyse ergibt nach Tabelle 6 keinen sicheren Zusammenhang zwischen erhöhtem Prolaktin und hypophysärer Metastasierung bzw. Hyperplasie.

Diskussion

Unter den Hirnmetastasen verursachenden Tumoren nimmt das metastasierende Mammakarzinom mit ca. 14% den zweiten Platz ein [4]. ZNS-Metastasen sind somit häufig – unter Berücksichtigung der verwendeten Parameter offensichtlich aber selten – eine erste Metastasierung oder Frühzeichen, sondern mehr Ausdruck eines rasch wachsenden und aggressiven Tumorwachstums. Mit Hilfe der hier überprüften Faktoren läßt sich zwar nicht mit einzelnen, wohl aber im Bündel eine ungünstige Prognose der Erkrankung [9] und damit auch das hohe Risiko einer ZNS-Metastasierung recht sicher charakterisieren. In Tabelle 7 sind die Risikofaktoren einer frühzeitigen ZNS-Metastasierung aufgeführt. Als besonders ungünstig erwies sich die Konstellation eines niedrigen CEA mit einem erhöhten oder hohen Prolaktin. In 14 von 15 Fällen war sie bei den Patientinnen anzutreffen, deren ZNS-Metastasierung sich als das Leben limitierender Faktor erwies, auch wenn die übrigen Metastasen ebenfalls progredient waren. Die Verwendung beider Faktoren bei der Risikobeurteilung erscheint deshalb sinnvoll, weil mit

Tabelle 7. Risiken einer frühzeitigen ZNS-Metastasierung (*DFI* krankheitsfreies Intervall)

– Kombination CEA – und Prolaktin +/+ +
– Prämenopause
– ER und/oder PR negativ
– DFI unter 2 Jahren
– familiäre Mammakarzinomanamnese
– bevorzugt viszerale, gemischte, inflammatorische Metastasierung

kaum erwarteter hoher Sicherheit gerade diejenige Patientengruppe charakterisiert werden konnte, bei der eine prophylaktische Behandlung vertretbar und z. B. in Form einer Schädelhomogenbestrahlung diskussionswürdig ist. Der Nutzen für die Patienten – auch hinsichtlich Überlebensverlängerung – müßte allerdings unter Studienbedingungen überprüft werden. Das Auftreten hoher Prolaktinspiegel in Verbindung mit einer ungünstigen Prognose und gehäufter Therapieresistenz wurde bereits beschrieben [6], die Zusammenhänge aber sind weiterhin unbekannt. Nach Tabelle 6 spricht nichts dafür, daß die Ursache in der Hypophyse selbst zu suchen ist, sondern eine wie auch immer geartete übergeordnete Stimulation angenommen werden muß. Die beschriebene laborchemische Konstellation war zudem in auffälliger Weise mit weiteren Faktoren vergesellschaftet, die bereits als prognostisch ungünstig bekannt sind [9]. So bestand zu 25% ein familiäres Mammakarzinom und waren beide nachgewiesenen Zweitkarzinome in dieser Gruppierung anzutreffen. Nicht ein einziger Tumor wies sowohl Östrogen- als auch Progesteronrezeptoren auf.

Die Diagnose einer ZNS-Metastasierung sollte nicht zu einem therapeutischen Nihilismus verführen, denn dieser Metastasierungstyp per se ist nicht grundsätzlich ungünstig. Innerhalb unseres Patientengutes konnten vier Frauen, die die beschriebenen Faktoren nicht aufwiesen, erfolgreich behandelt werden. Die von seiten des ZNS langfristig beschwerdefreie Überlebenszeit betrug bis zu 37 Monate. Die Beobachtung von Mende et al. [5] kann damit bestätigt werden, wonach bei primärer Metastasierung in das Hirn eine relativ gute Prognose bestehen kann.

Literatur

1. Buzdar AU, Montague ED, Barker JL, Hortobagyi GN, Blumenschein GR (1981) Management of inflammatory carcinoma of breast with combined modality approach – to apdate. Cancer 47:2537–2542
2. Harrison DT, Caggiano V (1988) Isolated meningeal relapse following adjuvant chemotherapy for poor prognosis breast cancer. Prog Clin Biol Res 278:185–196
3. Hellmann S, Harris JR, Canellos GP, Fisher B (1982) Cancer of the breast. In: DeVita VT, Hellmann S, Rosenberg SA (eds) Cancer principles and practice of oncology. Lippincott, Philadelphia, p 914
4. Jellinger K (1984) Häufigkeit und Charakteristik der zerebralen Karzinommetastasen. In: Heyden HW von, Krauseneck P (Hrsg) Hirnmetastasen. Zuckschwerdt, München, S 49
5. Mende S, Bleicher F, Stoeter P, Meuret G (1983) Erfolgreiche Behandlung von Hirnmetastasen bei Mammakarzinom mit nicht liquorgängigen Zytostatika und Hormonen. Onkologie 6:58–61
6. Nagel GA, Wander H-E, Blossey HC (1981) Hyperprolaktinämie bei metastasierendem Mammakarzinom. Schweiz Med Wochenschr 111:1977–1979
7. Paterson AHG, Agarwal M, Lees A, Hanson J, Szafran O (1982) Brain metastases in breast cancer patients receiving adjuvant chemotherapy. Cancer 49:651–654
8. Sherlock P, Hartmann WH (1962) Adrenal steroids and the pattern of metastases of breast cancer. JAMA 181:313–317
9. Wander H-E, Nagel GA (1986) Mammakarzinome, 4. Aufl. Zuckschwerdt, München

Klinik und Prognose der ZNS-Beteiligung beim Mammakarzinom

P. Krauseneck

Einleitung

In neueren Autopsieserien findet sich in ca. 30% der Patientinnen mit Mammakarzinom eine Beteiligung des zentralen Nervensystems [2, 21]. Obwohl die Einführung der Computertomographie die Rate der zu Lebzeiten diagnostizierten Manifestationen von 26% auf 38% verbesserte [21], wurde die Mehrzahl der ZNS-Metastasen *klinisch* nicht erkannt. Autopsieserien stellen allerdings eine negative Patientenauswahl dar, wie sich z. B. bei der großen Serie von Tsukada et al. [21] mit einer medianen Überlebenszeit von nur 33 Tagen im Vergleich zu 5–10 Monaten bei klinischen Studien zeigt. (Patientinnen mit rasch progredientem, aggressiven Krankheitsverlauf sterben häufiger in der Klinik, so daß eine Autopsie möglich wird.) Trotz Berücksichtigung dieser negativen Selektion muß man annehmen, daß jede 4. bis 5. Mammakarzinom-Patientin zu Lebzeiten eine Beteiligung des ZNS entwickelt, die aber nur in einem knappen Drittel der Fälle diagnostiziert wird [21]. Da wirksame palliative Therapiemaßnahmen zur Verfügung stehen, muß es Zielvorstellung sein, die unerkannten ZNS-Beteiligungen auf jene Fälle zu beschränken, bei denen wegen generalisierter Progredienz ohnehin keine Therapiemöglichkeit mehr besteht. Das heißt, daß eine Frühdiagnostik angestrebt werden muß und damit die Frühsymptome stärker ins Bewußtsein gerückt werden müssen. Damit verbunden ist auch die Frage, ob eine zerebrale Prophylaxe, etwa vergleichbar dem Vorgehen beim kleinzelligen Bronchialkarzinom, auch bei einer Risikogruppe von Mammakarzinom-Patientinnen sinnvoll wäre. Ein Beitrag zu diesen Fragestellungen soll in dieser Übersicht versucht werden.

Sowohl für die Früherkennung als auch für eine mögliche Prophylaxe ist die Lokalisation der ZNS-Beteiligung von entscheidender Bedeutung. Die besten Daten hierzu liefert die wohl größte Autopsieserie bei Mammakarzinom von Tsukada et al. [21]. Deren Daten (Tabelle 1) lassen erkennen, daß zum Todeszeitpunkt überwiegend multiple Läsionen im ZNS vorliegen, aber immerhin in 82 Fällen (26,5%) nur die Dura mater betroffen war, die nicht durch die Blut-Hirn-Schranke geschützt und daher der allgemeinen Chemotherapie zugänglich ist. Eine direkte Beteiligung des Hirnparenchyms fand sich in 2/3 der Fälle, entsprechend 20% des gesamten Autopsiegutes, während eine spinale Beteiligung nur in 3,1% aller Mammakarzinom-Patientinnen gefunden wurde. Sieht man von den reinen Durametastasen ab, kämen 25% der Mammakarzinom-Patientinnen für ein frühzeitiges Screening bezüglich ZNS-

Tabelle 1. Hirnmetastasen bei Mammakarzinom. (Nach [21])

Gesamtzahl autopsierter Patienten:	1044
Davon hatten ZNS-Metastasen	309
Im Hirnparenchym	193
Dura betroffen	167
Nur in der Dura	82
Leptomeninx betroffen	59
Nur Leptomeninx betroffen	3
Dura und Rückenmark	32
Nur Dura und Rückenmark	8
42% der Metastasen waren solitär	
Fast 50% lagen infratentoriell	

Beteiligung in Frage, bei 20% der Patientinnen könnte sich eine prophylaktische Schädelbestrahlung u. U. als wirksam erweisen. Die hier von Tsukada et al. gefundene Häufigkeit von 20% Hirnmetastasen stellt zweifellos einen verläßlichen Mittelwert der in anderen Autopsieserien berichteten 5–40% dar (Übersicht bei [12]).

Hirnmetastasen

Klinik

Prinzipielle Unterschiede der Symptomatologie der Hirnmetastasen bei Mammakarzinomen ergeben sich weder zu Metastasen bei anderen Primärtumoren noch zu hirneigenen Tumoren, so daß auf die einschlägigen Lehrbücher (z. B. [10, 11, 23]) und die Übersicht in Tabelle 2 verwiesen werden kann. Da bei Durchsicht der Literatur eine erstaunliche Variabilität in den Häufigkeitsangaben selbst zu den Hauptsymptomen auffällt, sind in Tabelle 2 Durchschnittswerte aus verschiedenen Zusammenstellungen (Übersicht s. bei [19, 23], auch [8]) eigenen Erfahrungen an 98 exakt dokumentierten von über 300 Hirnmetastasen-Patienten gegenübergestellt. Als Faustregel kann man aufstellen, daß 2/3 der Patienten durch fokale neurologische Symptome und 1/3 durch diffuse Beschwerden wie Kopfschmerzen, Übelkeit, psychische Veränderungen, also Hirndruckzeichen im weiteren Sinne, auffällig werden.

Tabelle 2. Hauptsymptome bei Hirnmetastasen

Symptome	Literatur	eigene Serie (n = 98)
Kopfschmerzen	26–88%	78%
Fokale neurologische Ausfälle		
(Hemiparese, Hirnnervenausfall)	8–50%	67%
Psychische Veränderungen	8–35%	30%
Epileptische Anfälle	6–40%	25%

Neurologische Symptome, die nicht zwanglos dem/den diagnostiziertem(n) Herd(en) zugeordnet werden können, sollten stets Anlaß zur Liquordiagnostik sein (*nach* Hirndruckbehandlung). Die Koinzidenz von soliden Hirnmetastasen mit leptomeningealer Beteiligung ist zumindest bei fortgeschrittenen Stadien mit ca. 25% hoch (s. Tabelle 1). Wir führen daher regelmäßig eine Liquordiagnostik durch.

Frühsymptome sind, wie schon Störtebecker [18] herausgearbeitet hat, Kopfschmerzen (von subjektiv neuer Qualität), Schwindel und psycho-intellektuelle Veränderungen. Diese müssen daher bei Patienten mit bekanntem Mammakarzinom Anlaß zu intensiver neurologischer Abklärung sein. Fokale neurologische Symptome sind selbstverständlich immer abklärungsbedürftig.

Besonderheiten des Mammakarzinoms: Diese betreffen kaum die Symptomatologie, sondern pathobiologische Besonderheiten, die für die klinische Betreuung bedeutsam sein können:

1) Im Gegensatz etwa zu Bronchialkarzinomen ist die Erstmanifestation des Mammakarzinoms durch die Hirnmetastase eine Rarität.
2) Relativ häufig ist nur die Dura mater befallen (Kopfschmerzen!), was diagnostisch schwer zu fassen ist (Kernspintomogramm!).
3) Ein Vorzugssitz ist die Hypophyse, die in ca. 20% der Hirnmetastasen betroffen ist und daher besonders aufmerksamer Diagnostik bedarf.
4) Relativ häufig (ca. 5%) treten bei Mammakarzinomen im Gehirn Zweittumoren auf, insbesondere gutartige und häufig operativ kurable Meningeome oder auch Glioblastome. Solitäre Hirntumoren bei Mammakarzinom-Patientinnen sollten daher möglichst operiert bzw. biopsiert werden.
5) Rezeptor-positive Karzinome sind auch bei Metastasierung ins Gehirn u.U. noch hormonsensibel, wie Rückbildungen unter Antiöstrogentherapie belegen [3, 19].
6) Spätmanifestationen nach Jahren und Jahrzehnten kommen vor.

Prognose

Zum Spontanverlauf ohne Therapie gibt es kaum Daten, und die vorhandenen beziehen sich auf negative Selektionen mit Überlebenszeiten von 1–2 Monaten [4, 21]. Die mediane Überlebenszeit verschiedenster Therapiestudien und retrospektiver Auswertungen bei behandelten Patienten liegen zwischen 4 und 15 Monaten, in der Mehrzahl um 6–7 Monate [1, 4, 8, 13, 14, 15, 19, 23 u.a.], sowohl für Radiotherapie als auch für Chemotherapie. Bessere Überlebenszeiten finden sich bei den ausgewählten Patienten, die noch operiert werden können mit medianen Überlebenszeiten von ca. 1 Jahr. Die Einjahres-Überlebensrate liegt bei 10–50%, in größeren, gemischten Serien mit kombinierten Therapien bei gut 25% (15, eigene Serie) und hebt sich damit günstig von den meisten anderen soliden Primärtumoren ab.

Tabelle 3. Symptombesserung bei Hirnmetastasen (RTOG-Studie nach [1])

Symptome	Häufigkeit	Besserung	Beseitigung
Kopfschmerz	28%	82%	52%
Paresen	25%	74%	32%
Mentale Störungen	20%	71%	34%
Zerebelläre Störungen	12%	75%	39%
Hirnnervenausfälle	12%	71%	40%
Hirndruck	9%	83%	57%
Anfälle fokal	5%	76%	48%
Anfälle generalisiert	6%	86%	66%
Sensible Störungen	10%	77%	41%
Lethargie	13%	69%	39%

Versuche, prognostische Kriterien für die Überlebenszeit nach Auftreten von Hirnmetastasen zu identifizieren, waren wenig erfolgreich. Kamby u. Soerensen [13] fanden als einzige signifikante Unterschiede zwischen kürzer und länger Überlebenden ($</>$ 16 Wochen) bei den Patienten mit schlechter Prognose ein kürzeres Intervall Primärdiagnose – Hirnmetastase und eine größere Anzahl extrakranieller Metastasen.

Zur Rückbildung der Symptomatik seien stellvertretend die Daten der großen amerikanischen Multicenter-Studie zur Radiotherapie bei allen Hirnmetastasen zitiert [1] (s. Tabelle 3). Hierzu muß aber gesagt werden, daß unter einer reinen palliativen Kortikosteroidtherapie zumindest kurzfristig ähnlich hohe bzw. noch höhere Raten an Symptomlinderung zu erzielen sind, so daß bei der heutigen routinemäßig durchgeführten Kortison-Begleittherapie die Trennung von radiotherapeutischem und kortikosteroid-abhängigem Erfolg erst in der längeren Verlaufsbeobachtung über 2 Monate hinaus bzw. mit bildgebendem Verfahren möglich ist. Die lokale Rückbildungsrate ist unter einer reinen Chemotherapie etwas niedriger als mit der Strahlentherapie.

Leptomeningeale Metastasierung/Meningeosis carcinomatosa

Da man hierunter eine diffuse Aussaat von Tumorzellen in den Liquor cerebrospinalis oder einen isolierten Befall der weichen Hirnhäute versteht, ist der Ausdruck leptomeningeale Metastasierung treffender. Auch die Entwicklung kleiner Tumorknötchen an der Hirnoberfläche, den Hirnnerven, am Rückenmark oder den intraduralen Spinalwurzeln ist hierunter subsumiert. Dies macht das eigenartige Phänomen eher verständlich, daß es häufig eine regionale Begrenzung, bzw. langanhaltende Schwerpunktbildung des klinisch manifesten Befalls der weichen Hirnhäute gibt, z.B. nur eine spinale Region, die Hirnbasis (die besonders bevorzugt ist) oder auch einen einseitigen Hirnnervenbefall. Es gibt insbesondere in fortgeschrittenen Stadien fließende Übergänge zur parenchymatösen Hirnmetastasierung durch Infiltration der Hirnoberfläche oder des Rückenmarks von der Arachnoidea aus (vergleiche z.B. [17]). Die Konsequenz für die Therapie hieraus ist, daß zusätzlich zur intrathekalen Chemotherapie eine regionale oder Neuraxisbestrahlung und/oder intravenöse Zytostatikatherapie durchgeführt werden sollte. Auf das simultane Vorkommen von soliden Hirnmetastasen und Liquorzellaussaat sei nochmals hingewiesen.

Klinik

Die Symptomatik ist entsprechend der pathoanatomischen Variabilität außerordentlich vielgestaltig und umfaßt das gesamte Spektrum zerebrospinaler Symptome, unter Einschluß akut psychotischer Episoden, von Orientierungsstörungen und fokalen oder generalisierten Anfällen. Auch der Verlauf ist sehr variabel und umfaßt benigne Verlaufstypen mit Wochen oder selten Monaten intermittierender Kopfschmerzen bis hin zur Entwicklung lebensbedrohlicher Hirndruckkrisen innerhalb von Tagen. Außer dem relativ seltenen (7–33%), fast immer nur leicht ausgeprägten Meningismus und dem ebenfalls nur bei einem geringen Teil der Patienten anzutreffenden Auftreten multipler Hirnnervenausfälle können keine charakteristischen Symptome für eine leptomeningeale Metastasierung genannt werden. In einer eigenen Untersuchung an 41 Patienten mit verschiedenen Primärtumoren waren Kopfschmerzen mit 21% noch das häufigste Erstsymptom. Hirnnervenausfälle fanden sich nur in 13%. Wasserstrom et al. [22] fanden bei 90 Patienten mit ebenfalls unterschiedlichen Primärtumoren in 38% Hirnnervenausfälle und in 33% Kopfschmerzen als Erstsymptom. Tabelle 4 gibt eine Übersicht zur Symptomatologie in neueren Untersuchungen. Die Kombination eines unauffälligen zerebralen CT's mit neurologischen Ausfällen bei bekannter Krebserkrankung ist stets hochgradig verdächtig auf eine Meningeosis und muß daher zur Liquorentnahme führen.

Hervorgehoben werden muß eine weitere Konsequenz der pathoanatomischen Variabilität, die durch immanente Probleme der zytologischen Diagnostik verstärkt wird:

Die Diagnose einer leptomeningealen Metastasierung ist *nicht* an den Nachweis maligner Zellen im Liquor gebunden!

Diagnostische Kriterien sind vielmehr:

– Aktive Krebserkrankung
– (Multifokale) neurologische Symptomatik
– Erhöhtes Liquoreiweiß
– Ausschluß einer anderen ZNS-Erkrankung.

Tabelle 4. Symptome bei Meningeosis neoplastica

	Wasserstrom et al. [22]	Grisold et al. [9]	eig. Unters. 1988
zerebral	50%	71%	58%
Hirnnerven	39%	43%	13%
spinal	62%	35%	18%
psychiatrisch	31%	15%	11%
Meningismus		7–33%	

Der Nachweis maligner Zellen gelingt bei der ersten Punktion nur in ca. 50 (bis 80)% der Fälle [5, 23, eigene Erfahrungen]: sei es, daß die Probe keine malignen Zellen enthält, sei es, daß einzelne Zellen nicht sicher als maligne identifiziert werden können. Auch im weiteren Verlauf gelingt trotz wiederholter Liquorentnahmen vereinzelt der Nachweis maligner Zellen nicht – bei Wasserstrom et al. [22] in 9%, in der eigenen Serie nur bei einem Patienten. Wegen der leicht identifizierbaren Tumorzellen sind die Verhältnisse beim Mammakarzinom allerdings günstiger.

Frühsymptome sind neben neurologischen Störungen (Hirnnervenausfälle!), Kopfschmerzen und psycho-intellektuelle Auffälligkeiten wie bei den Hirnmetastasen, aber bei spinaler Beteiligung auch diffuse oder radikuläre Rückenschmerzen.

Als *Besonderheit* des Mammakarzinoms ist seine besondere Neigung zu leptomeningealer Metastasierung zu nennen, die es zum häufigsten Primärtumor dieser gesonderten metastatischen Manifestation macht. Selten tritt die Meningeosis auch nach einem langen tumorfreien Intervall als erste Metastasierung auf (bis zu mehr als 20 Jahren Intervall).

Prognose

Unbehandelt führt die Meningeose binnen weniger Wochen nach Diagnosestellung zum Tode. Das Ansprechen der klinischen Symptomatik auf die intrathekale Therapie mit oder ohne Bestrahlung ist bei Mammakarzinom am

Tabelle 5. Überlebenszeiten bei leptomeningealer Metastasierung

Literatur	Primärtumor	n	Resp.	mÜLZ
Wasserstrom et al. [22]	Mamma	46	28	7,2
	Lunge	23	9	4,0
	Melanom	11	2	3,6
	Andere	10	3	6,3
Theodore u. Gendelman [20]	Mamma	21	9	3,0
	Lunge	5	2	3,0
	Melanom	5	1	3,0
	Andere	2	2	7,5
Yap et al. [25]	Mamma	40	27	5,8
Eyre u. Sause [7]	Mamma	15	6	6,0
	Lunge	2	0	0,8
	Melanom	3	0	1,7
	Andere	1	0	3,5
Eigene Serie 1988	Mamma	15	14	3,7
	Lunge	9	3	3,2
	Melanom	12	11	5,3
	Andere	10	4	2,3
	hirneig. Tumoren	8	7	5,1

Resp. Responder; *mÜLZ* mediane Überlebenszeit in Monaten

besten und liegt zwischen ein Drittel und zwei Drittel der Fälle, wobei die unterschiedlichen Definitionen von „Ansprechen" zu berücksichtigen sind.

Das initiale Ansprechen auf die intrathekale Chemotherapie innerhalb der ersten 4 Wochen geht mit einer besseren Prognose einher: Nach Sause et al. [16] ergibt sich für Patientinnen mit Ansprechen binnen 4 Wochen eine mediane Überlebenszeit von 6,7 Monaten, ohne Ansprechen von nur 2,8 Monaten. Gleichartige, auch den eigenen Erfahrungen entsprechende Ergebnisse teilten Wiehler u. Pobursky [24] mit.

Nach unseren Erfahrungen bewirkt die intrathekale Chemotherapie unter Zugabe von intrathekal verabreichten Kortikosteroiden in nahezu allen Fällen eine prompte Symptomlinderung und auch eine zumindest vorübergehende Besserung des Liquorbefundes.

Die Überlebenszeiten nach Therapie liegen im Median zwischen 3,0 und 7,2 Monaten (Tabelle 5). Die Einjahres-Überlebensraten liegen bei 10–20%, wobei die Auswahl der behandelten Patienten eine große Rolle spielt.

Spinale Metastasen

Eine direkte Metastasierung ins Rückenmark ist auch beim Mammakarzinom selten und kommt nur in ca. 3%, isoliert in knapp 1% vor (s. Tabellen 1 und 6). Weit überwiegend ist die indirekte Beteiligung des Rückenmarks durch Kompression bei epiduralem oder – meist – knöcherenem Sitz der Metastase (Verhältnis ca. 1:3) [11, eigene Erfahrungen].

Klinik

Auch in diesem Bereich unterscheiden sich Mammakarzinom-Metastasen nicht von Absiedlungen anderer Primärtumoren, so daß Tabelle 6 auch für Mammakarzinome repräsentativ ist. In einer eigenen Untersuchung an 141 Patienten mit spinalen Metastasen war bei 123 Patienten ein lokaler, meist radikulärer Schmerz das Erstsymptom, nur bei 13 waren motorische und bei 5 Patienten sensible Störungen erste Symptome. Das entspricht auch den Angaben von Hildebrand [11]. Eine Schmerzverstärkung durch Erschütterung, Husten, Pressen ist häufig, auch eine Überempfindlichkeit der betroffenen

Tabelle 6. Symptome bei spinalen Metastasen

	nach Takakura et al. [19]
WS-Schmerzen Radikuläre Schmerzen }	96%
Paraparese	87%
Sensible Störungen (Querschnitt)	78%
Vegetative Störungen	57%
Brown-Séquard-Syndrom	2%
intramedullär	1%

Dermatome, während sensible Ausfälle in der Regel erst im weiteren Verlauf hinzukommen. Gesteigerte Reflexe sind ebenfalls ein noch frühes Symptom, während bei Sitz im Conus-Cauda-Bereich und bei lateralem Sitz mit Befall der Spinalwurzel eine segmentale Reflexabschwächung bzw. Reflexverlust auftritt. Blasenentleerungsstörungen und Defäkationsstörungen sind Spätsymptome und zeigen die Gefahr einer Querschnittslähmung an.

Nur selten kommt es ohne Prodromi zu einer akuten Kompression des Rückenmarks, aber die Diagnostik wird gerade bei dieser Form der Metastasierung häufig verschleppt, so daß bei Diagnosestellung in unserem Patientengut von 141 Patienten schon 122 sensible Störungen hatten und auch 74 bereits Blasen-Mastdarm-Störungen, davon 43 komplett. Dies erklärt sich dadurch, daß vom Einsetzen der ersten Symptome bis zur Diagnosestellung im Mittel 20 Wochen vergingen und bei 50% der Patienten erst nach einem Zeitraum von mindestens 11 Wochen die Diagnose gestellt wurde, obwohl die Patienten zu 59% innerhalb eines Monats nach Einsetzen der Symptome ärztliche Behandlung suchten. Dies belegt eindringlich die Notwendigkeit einer Frühdiagnostik, zumal sich die Prognose mit Auftreten einer motorischen Schwäche rasch verschlechtert (z. B. [6, eigene Erfahrungen]). Diese war bei unseren Patienten schon bei 112 von 141, 34mal mit komplettem Querschnitt (!), zum Zeitpunkt der Diagnosestellung gegeben.

Bei knöchernem Befall ist die Verteilung auf die Wirbelsäulenabschnitte nicht gleich, sondern der prognostisch ungünstigere mittlere Abschnitt der Brustwirbelsäule ist leider bevorzugt befallen. Das Mammakarzinom ist zusammen mit dem Bronchialkarzinom der häufigste Primärtumor (Übersicht s. [11, 19]).

Als Ursache der schlechteren Prognose im Bereich der mittleren Brustwirbelsäule wird die kritischere Gefäßversorgung angesehen. Auch bei den akut einsetzenden Querschnittssyndromen (innerhalb von Stunden) muß man eine vaskuläre Komponente durch Kompression zuführender oder abführender Gefäße annehmen, was auch der schlechteren Prognose dieser Patientinnen entspricht.

Bei dem selteneren intramedullären Sitz sind lokaler und radikulärer Schmerz ebenfalls häufig, doch treten früh Blasen-Mastdarm-Störungen und sensible, insbesondere dissoziierte sensible Störungen auf, und der Verlauf ist rascher progredient. Nur selten kommt es zum Auftreten eines Brown-Séquard-Syndroms. Hier hat die exakte klinische neurologische Befunderhebung besondere Bedeutung, da intramedulläre Metastasen im Frühstadium mit bildgebenden Verfahren schwer zu diagnostizieren sind.

Absolutes *Frühsymptom* (in unserem Patientengut in 97% vorhanden) ist der lokale bzw. radikuläre Rückenschmerz, wobei die Kombination lokal und radikulär mit 60% überwiegt. Bei Patienten mit bekannter Krebserkrankung, insbesondere beim Mammakarzinom, muß daher beim Auftreten von Rückenschmerzen eine ausgiebige Diagnostik zum Ausschluß einer Metastase erfolgen.

Besonderheit beim Mammakarzinom ist die häufige Koinzidenz von osteoporotischen Veränderungen der Wirbelsäulenstruktur mit Wirbelsäulenmetastasen und auch das häufige Auftreten von Wirbelsäulenmetastasen ohne Beteiligung des Spinalraums, so daß sich hier gelegentlich schwierige differentialdiagnostische Probleme ergeben, die einer aufwendigen Diagnostik bedürfen. Spätmanifestationen nach über 5 Jahren Tumorfreiheit machen gut 10% der spinalen Absiedlungen aus.

Prognose

Eine spinale Beteiligung verschlechtert auch beim Mammakarzinom die Prognose erheblich. Die mediane Überlebenszeit unserer eigenen Serie von 26 Mammakarzinompatienten lag bei 15 Monaten. Die Prognose hängt zum einem von der Generalisierung des Grundleidens, zum anderen aber auch wesentlich vom Ausmaß der neurologischen Ausfälle ab, so daß Frühdiagnostik und intensive Therapie gerechtfertigt und aussichtsreich sind.

Zusammenfassung

Mammakarzinome haben eine hohe Affinität zum Zentralnervensystem und gehören trotz ihrer Geschlechtsspezifität zu den häufigsten Primärtumoren aller 3 besprochenen ZNS-Manifestationen.

Autoptisch findet sich bei ca. 30% eine ZNS-Beteiligung, bei ca. 20% könnte theoretisch eine prophylaktische Bestrahlung des Gehirns wirksam sein. Es gibt jedoch bislang keine brauchbaren Vorhersagemöglichkeiten einer Metastasierung ins ZNS, so daß die Risikogruppe nicht identifiziert werden kann und von daher eine Prophylaxe nicht sinnvoll ist. Patientinnen, die bereits eine anderweitige Metastase entwickelt haben, sind jedoch wegen ihres deutlich erhöhten Risikos Kandidatinnen einer gezielten neurologischen Nachsorge, insbesondere, wenn es frühzeitig nach der Primärdiagnose zur Metastasierung kam.

Die Symptomatologie weist im Vergleich mit Metastasen anderer Primärtumoren, bzw. primärer ZNS-Tumoren, kaum Besonderheiten auf: Ein isolierter, schwer zu diagnostizierender Befall der Dura muß als Ursache von Kopf- und Rückenschmerzen in Betracht gezogen werden. Die Möglichkeit eines Zweittumors muß stets erwogen werden, da gutartige Meningeome weit häufiger als bei anderen bösartigen Grunderkrankungen eine Metastase vortäuschen können.

Bei spinalen Metastasen ist nicht selten eine aufwendige Diagnostik zur Abgrenzung osteoporotischer und neoplastischer Veränderungen nötig.

Da eine effiziente palliative Therapie zur Verfügung steht, muß die Frühdiagnostik der ZNS-Beteiligung ein besonderes Anliegen sein, vor allem um einen Querschnitt zu verhindern und die quälenden Läsionen einer Meningeosis zu vermeiden.

In diesem Zusammenhang sei nochmals hervorgehoben, daß die Diagnose einer leptomeningealen Metastasierung ggf. auch schon *vor* dem Nachweis maligner Zellen im Liquor gestellt werden muß.

Abschließend sei nochmals betont, daß eine weitere neurologische Abklärung schon vor dem Auftreten neurologischer Ausfälle bei folgenden unspezifischen *Frühsymptomen* angezeigt ist:

- *Kopfschmerzen und mentale Veränderungen, auch Benommenheit und Schwindel sind verdächtig auf zerebrale Metastasierung.*
- *Rückenschmerzen, insbesondere radikuläre, Gangunsicherheit, Gehschwäche müssen an eine Rückenmarkbeteiligung denken lassen.*

Literatur

1. Borgelt B, Gelber R, Larson M, Hendrickson F, Griffin T, Roth R (1981) Ultrarapid high dose irradiation schedules for the palliation of brain metastases: Final results of the first two studies by the radiation therapy oncology group. Int J Radiat Oncol Phys 7:1633–1638
2. Cifuentes N, Pickren JW (1979) Metastases from carcinoma of mammary gland: An autopsy study. J Surg Oncol 193–205
3. Colomer R, Fuentes R, Boada M, Rubio D (1986) Regression of brain metastases from breast cancer with tamoxifen. Abstracts of the 14th International Cancer Congress. Karger, Basel, p470
4. DiStefano A, Yap HY, Hortobagyi GN, Blumenschein GR (1979) The natural history of breast cancer patients with brain metastases. Cancer 44:1913–1918
5. Ehya H, Hajdu SI, Melamed MR (1981) Cytopathology of non lymphoreticular neoplasms metastatic to the central nervous system. Acta Cytol 25:599–610
6. Eugster C, Jungi WF, Benini A, Luetolf UM, Magerl F, Schmid L, Senn HJ (1985) Behandlungsergebnisse bei spinalen Tumormetastasen mit neurologischen Ausfällen. Dtsch Med Wochenschr 110:1068–1073
7. Eyre HJ, Sause WT (1985) Treatment of meningeal carcinomatosis with irradiation plus intrathecal methotrexate: A southern oncology group study. ASCO Proc 4:149
8. Gänshirt H (1983) Hirnmetastasen-Pathophysiologie, Diagnostik und Therapie, Klinik und Verlauf von Metastasen im Nervensystem. In: Heyden HW von, Krauseneck P (Hrsg) Hirnmetastasen. Zuckschwerdt, München
9. Grisold W, Weiss R, Jellinger K (1983) Klinik und zytologische Diagnostik der meningealen Neoplasien. In: Heyden HW von, Krauseneck P (Hrsg) Hirnmetastasen. Zuckschwerdt, München
10. Heyden HW von, Krauseneck P (Hrsg) (1983) Hirnmetastasen. Zuckschwerdt, München
11. Hildebrand J (1978) Lesions of the nervous system in cancer patients. Raven Press, New York
12. Jellinger K (1983) Häufigkeit und Charakteristik der zerebralen Karzinommetastasen. In: Heyden HW von, Krauseneck P (Hrsg) Hirnmetastasen. Zuckschwerdt, München
13. Kamby C, Soerensen PS (1988) Characteristics of patients with short and long survivals after detection of intracranial metastases from breast cancer. J Neurooncol 6:37–45
14. Mende S, Bleichner F, Stoeter P, Meuret G (1983) Erfolgreiche Behandlung von Hirnmetastasen bei Mammakarzinom mit nicht liquorgängigen Zytostatika und Hormonen. Onkologie 6:58–61
15. Rosner D, Nemoto T, Pickren J, Lane W (1983) Management of brain metastases from breast cancer by combination chemotherapy. J Neurooncol 1(2):131–137
16. Sause WT, Crowley J, Eyre HJ et al. (1988) Whole brain irradiation and intrathecal methotrexate in the treatment of solid tumor leptomeningeal metastases – a southwest oncology group study. J Neurooncol 6:107–112
17. Siegal T, Sandbank U, Gabizon A, Siegal TZ, Mizrachil R, Ben-David E, Catane R (1987) Alteration of blood-brain and CSF barrier in experimental meningeal carcinomatosis. A morphologic and adriamycin-penetration study. J Neurooncology 4:233–242

18. Störtebecker TP (1954) Metastatic tumors of the brain from a neurosurgical point of view. A follow-up study of 158 cases. J Neurosurg 11:84–111
19. Takakura K, Sano K, Hojo S, Hirano A (1982) Metastatic tumors of the central nervous system. Igaku-Shoin, Tokyo
20. Theodore WH, Gendelman S (1981) Meningeal carcinomatosis. Arch Neurol 38:696–699
21. Tsukada Y, Fouad A, Pickren JW, Lane WW (1983) Central nervous system metastasis from breast carcinoma – Autopsy study. Cancer 52:2349–2354
22. Wasserstrom WR, Glass JP, Posner JB (1982) Diagnosis and treatment of leptomeningeal metastases from solid tumors. Cancer 49:759–772
23. Weiss L, Gilbert HA, Posner JB (1980) Brain metastasis. Hall, Boston
24. Wiehler S, Poburski R (1988) Meningiosis neoplastica – Klinik und Therapie. Nervenarzt 59:260–266
25. Yap HY, Yap BS, Rasmussen S, Levens M, Hortobagyi GN, Blumenschein GR (1982) Treatment for meningeal carcinomatosis in breast cancer. Cancer 49:219–222

Retrospektive Studie von 63 Patientinnen mit ZNS-Metastasen eines Mammakarzinoms

I. C. Kiricuta, O. Kölbl, J. Willner, N. Warszawski,
I. Haubitz und W. Bohndorf

Einleitung

Das Mammakarzinom metastasiert ähnlich häufig wie andere Karzinome, z. B. Bronchialkarzinome, maligne Melanome, Hypernephrome u. a. in das zentrale Nervensystem [1, 4, 7]. Wie allgemein bekannt ist, bringt die ZNS-Metastasierung eine schlechte Prognose mit sich, trotz aller bisherigen Therapieanstrengungen.

Zur Zeit fehlen in der Literatur Angaben zu den Risikofaktoren für ZNS-Metastasen und den Prognosefaktoren bei ZNS-Metastasierung des Mammakarzinoms.

Ziel dieser retrospektiven Studie von Patientinnen mit ZNS-Metastasen bei Mammakarzinomen ist, Antworten auf folgende Fragen zu finden:

1. Wie hoch ist die Inzidenz der ZNS-Metastasierung bei Mammakarzinom?
2. Welche Patientinnen haben das größte Risiko, ZNS-Metastasen zu entwickeln?
3. Gibt es eine Korrelation zwischen den bis jetzt bekannten Prognosefaktoren (Alter, Tumorgröße, Axillastatus, Hormonrezeptorstatus, Prä- und Postmenopausalstatus) und dem Zeitpunkt der ZNS-Metastasierung?
4. Wann treten ZNS-Metastasen auf und welche Metastasierungsmuster werden bevorzugt?
5. Wie hoch ist die Überlebensrate der Patientinnen mit ZNS-Metastasen?
   a) Vom Zeitpunkt der Primärdiagnose,
   b) vom Zeitpunkt der ersten Metastase,
   c) vom Zeitpunkt der ersten ZNS-Metastase an.

Material und Methoden

Diese retrospektive Studie umfaßt 829 Patienten, die in der Zeit zwischen 1979 und 1989 in der Klinik und Poliklinik für Strahlentherapie der Universität Würzburg unter der Diagnose eines Mammakarzinoms strahlentherapeutisch behandelt wurden. Ausgeschlossen wurden 12 Männer (1,4%) und 19 Patientinnen, die schon vor der Diagnose „Mammakarzinom" ein anderes Karzinom entwickelt hatten, sowie 3 Patientinnen mit der histologischen Diagnose eines Sarkoms oder Lymphoms. 63 Patientinnen entwickelten ZNS-Metastasen.

Die Auswertung erfolgte computergestützt am Rechenzentrum der Universität Würzburg. Die Überlebenskurven verschiedener Gruppierungen wurden mit dem allgemein üblichen paarweisen Gruppenvergleich nach Cox [2] verglichen. Ein Unterschied galt als statistisch signifikant, sobald der Wert $p < 0,05$ erreicht war.

Als „ZNS-Metastase" wurden Metastasen in Großhirn, Kleinhirn, Rückenmark (aber nicht Durchbruch einer Wirbelkörpermetastase in das Rückenmark) und den Meningen (Meningeosis carcinomatosa) definiert.

Resultate und Diskussion

Inzidenz der ZNS-Metastasierung

Von den 795 ausgewerteten Patientinnen dieser Studie hatten 278 (35%) Fernmetastasen entwickelt; unter diesen waren 63 Patientinnen (22%) mit ZNS-Metastasen (Abb. 1). Das zentrale Nervensystem stellt damit nach dem Skelett (69%) und der Lunge (34%) die dritthäufigste Metastasenlokalisation bei Mammakarzinom dar.

Die Lokalisation „Haut" und „Lymphknoten" wurden nur dann als Fernmetastase angesehen, wenn sie sich nicht am Thorax auf der Seite des Primärtumorsitzes bzw. in dessen Lymphabflußgebiet befanden.

Risikogruppen

Der Vergleich der Altersverteilungen aller Patientinnen (Gruppe 1), der Patientinnen mit Metastasen (Gruppe 2) und der Patientinnen mit ZNS-Metastasen (Gruppe 3) zeigt folgendes Ergebnis:

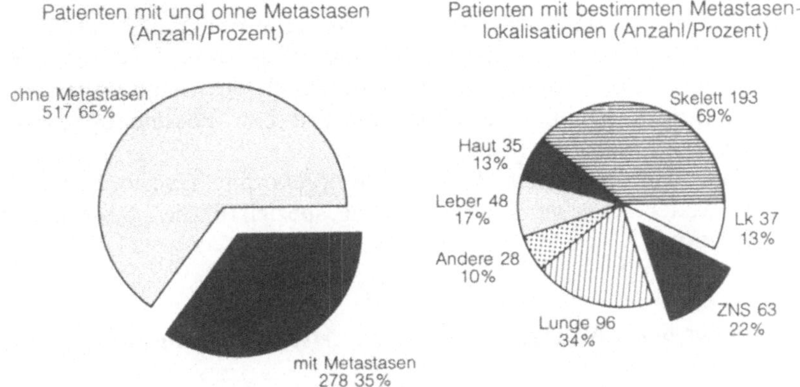

Abb. 1. Häufigkeit einzelner Metastasierungslokalisationen beim Mammakarzinom

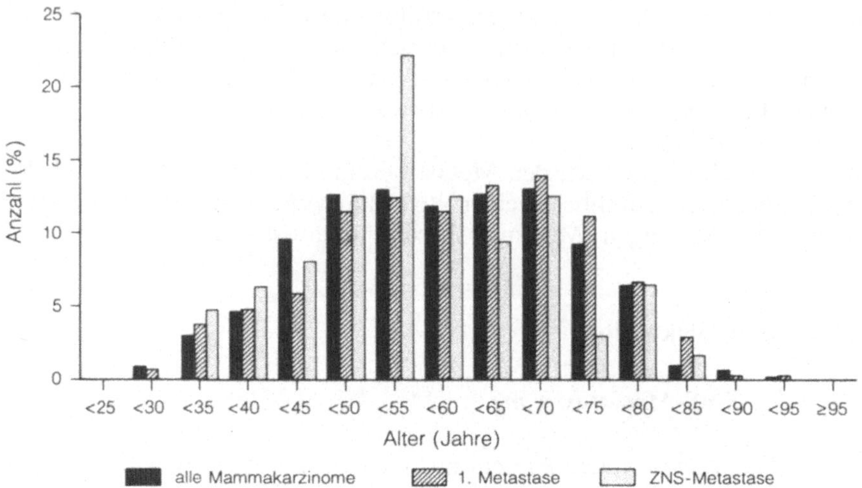

Abb. 2. Altersverteilungen zum Zeitpunkt der Primärdiagnose der Gruppen 1, 2, 3 im Vergleich

Sowohl die Altersverteilung der Gruppe 1, als auch die der Gruppe 2 zeigt ein Plateau (im Bereich von 45–70 Jahren bzw. 45–75 Jahren), während die Altersverteilung der Gruppe 3 einen deutlichen Gipfel der Altersgruppe zwischen 50 und 55 Jahren aufwies (Abb. 2). Das mediane Alter bei ZNS-Metastasierung war 54 Jahre. Dies deckt sich mit den Ergebnissen von DiStefano et al. [3], der bei 100 Patientinnen ein medianes Alter von 51 Jahren nachwies. Bei Tsukada et al. (1983) betrug für 309 Patientinnen mit ZNS-Metastasen bei Mammakarzinom das mediane Alter 53 Jahre.

Prognosefaktoren

Die Auswertung der anerkannten Prognosefaktoren wie Alter, Tumorgröße, Axillastatus, Hormonrezeptorstatus und Prä- bzw. Postmenopausalstatus ergab, daß diese Prognosefaktoren bezüglich des 5-Jahre-metastasenfreien Intervalls mit Ausnahme des Kriteriums Prä- bzw. Postmenopausalstatus ihre Aussagekraft behielten (Tabelle 1).

War es einmal zu einer Metastasierung gekommen, verloren diese Faktoren für den weiteren Verlauf der Erkrankung, speziell für die ZNS-Metastasierung, an Bedeutung.

Zeitpunkt der ZNS-Metastasierung – Metastasierungsmuster

Patientinnen, die ZNS-Metastasen entwickelten, überlebten die Primärdiagnose nicht länger als 10 Jahre (Abb. 3).

Tabelle 1. 5-Jahre-metastasenfreies Intervall, abhängig von verschiedenen Prognosefaktoren

Prognosefaktoren		Rate metastasenfreier Patientinnen nach 5 Jahren
Tumorgröße	T1	72,4%
	T2	64,7%
	T3	40,2%
	T4	57,7%
Axillastatus	positiv	50,4%
	negativ	80,7%
Hormonrezeptorstatus	positiv	67,7%
	negativ	53,4%
Menopausalstatus	prä	64,4%[a]
	post	66,0%

[a] kein signifikanter Unterschied

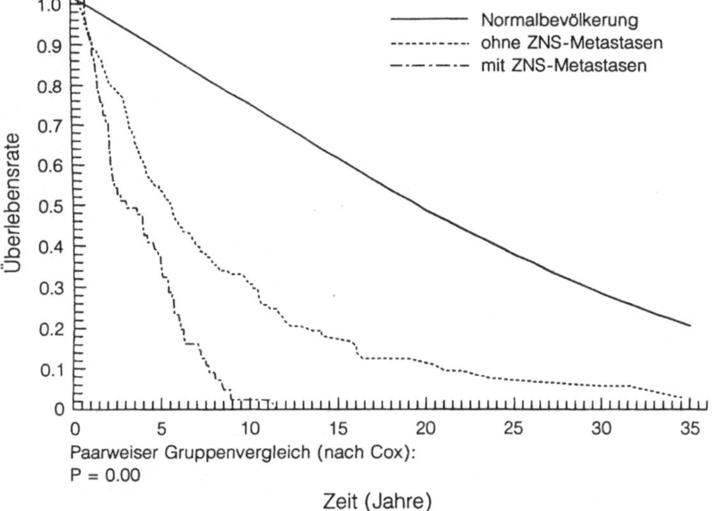

Abb. 3. Überlebenszeit bei metastasierendem Mammakarzinom mit und ohne ZNS-Metastasen

In 12% der Fälle war die ZNS-Metastase selbst die einzige Metastase. Bei den übrigen Patientinnen entstand sie innerhalb von 3 Jahren nach dem ersten metastatischen Geschehen (Abb. 4).

Auch bei Rosner et al. [5] wurden 1/3 der ZNS-Metastasen in den ersten 3 Monaten und 2/3 im ersten Jahr nach Beginn der Fernmetastasierung diagnostiziert.

Es fanden sich 13 verschiedene Metastasierungsmuster (Abb. 5). Dabei waren die ZNS-Metastasen besonders häufig (in 45% der Fälle) in Kombination mit Skelettmetastasierung aufgetreten.

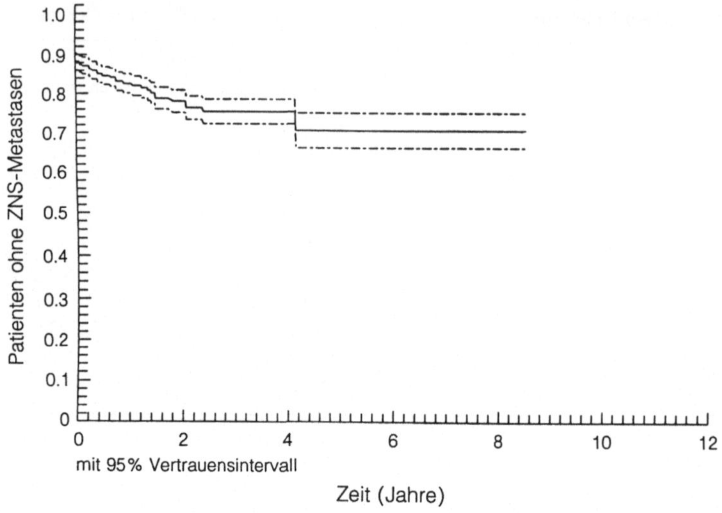

Abb. 4. Intervall zwischen 1. Metastase und ZNS-Metastase bei Mammakarzinom

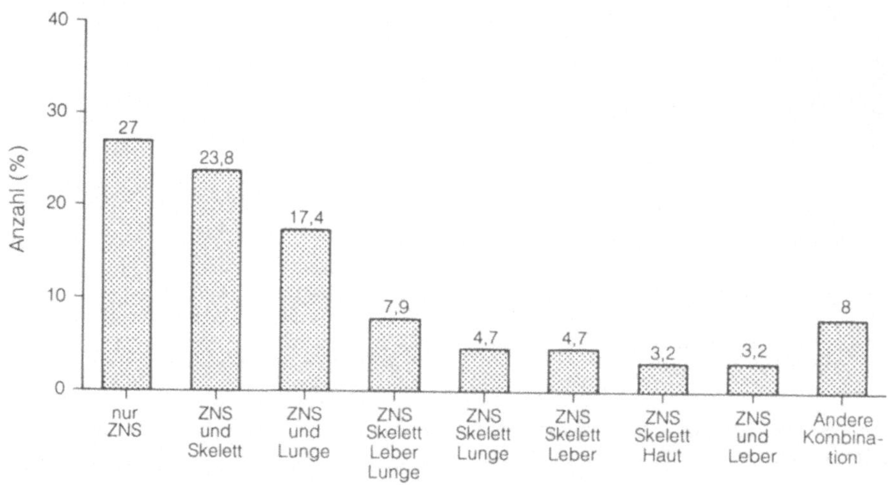

Abb. 5. Muster der Metastasierung bei 63 Patienten mit ZNS-Metastasen; 13 verschiedene Metastasierungsmuster

Bei Rosner et al. [5] war die ZNS-Metastasierung am häufigsten assoziiert mit Weichteilmetastasen (57%), Knochenmetastasen (55%), pleuropulmonalen Metastasen (54%) und Lebermetastasen (19%). DiStefano et al. [3] fanden folgende Reihenfolge einer Kombination mit ZNS-Metastasen: Skelett, Lunge, Leber, Weichteile.

Tabelle 2. Überlebensrate bei Mammakarzinom

Patienten, die im Verlauf ihrer Erkrankung	Überlebensrate nach (gerechnet ab der Primärdiagnose)		
	2 Jahren	5 Jahren	10 Jahren
– keine Metastasen	91,7%	81,1%	66,9%
– Metastasen	80,6%	52,5%	30,0%
– ZNS-Metastasen entwickeln werden	69,4%	33,3%	2,3%

Überlebensraten

95% aller Patientinnen mit Metastasierung starben innerhalb von 8 Jahren nach dem Auftreten der ersten Metastase.

Die 10-Jahresüberlebensrate vom Zeitpunkt der Karzinomdiagnose an betrug für Patientinnen mit Metastasen, aber ohne ZNS-Metastasen 30%, während von den Patientinnen mit ZNS-Metastasen nur eine (2,3%) 10 Jahre überlebte (Tabelle 2). 90% der Patientinnen mit ZNS-Metastasen lebten nicht länger als 2 Jahre.

Die Überlebensrate der Patientinnen mit ZNS-Metastasen zeigte keinen signifikanten Unterschied zwischen einzelner oder multipler ZNS-Metastasierung und Meningeosis carcinomatosa.

DiStefano fand für 100 Patientinnen mit ZNS-Metastasen eine mediane Überlebenszeit der Primärdiagnose von 40 Monaten, der ersten Fernmetastase von 14 Monaten und der ZNS-Metastase von 4 Monaten.

Schlußfolgerungen

Die Studie erbrachte folgende Ergebnisse:

- Für Patientinnen zwischen 50 und 55 Jahren am Zeitpunkt der Primär-Tumordiagnose besteht ein erhöhtes Risiko, eine ZNS-Metastase zu entwickeln.
- Die bisherigen Prognosefaktoren für das Mammakarzinom verlieren ihre Relevanz von der ersten Metastasierung an und bleiben dann auch für die ZNS-Metastasierung ohne Aussagekraft.
- Patientinnen mit ZNS-Metastasen haben eine sehr schlechte Prognose:
  1) Nur eine dieser Patientinnen lebte nach Diagnose des Primärkarzinoms länger als 10 Jahre.
  2) Nach der Diagnose der ZNS-Metastase starben über 90% der Patientinnen innerhalb von 2 Jahren.
  3) Es scheint keinen signifikanten Unterschied hinsichtlich der Überlebenszeit zwischen einzelner und multipler ZNS-Metastierung zu geben.
- Die Kombination von ZNS-Metastasen mit Skelettmetastasen tritt besonders häufig (in 45% aller Fälle) auf.

Literatur

1. Cho KG, Hoshino T, Pitts LH, Nomura K, Shimosato Y (1988) Proliferative potential of brain metastases. Cancer 62:512–515
2. Cox DR (1972) Regression models and life tables. J Roy Stud Soc Series B 34:187–220
3. DiStefano A, Yap HY, Hortobagyi N, Blumenschein GR (1979) The natural history of breast cancer patients with brain metastasis. Cancer 44:1913–1918
4. Jellinger K (1984) Häufigkeit und Charakteristik der cerebralen Carcinommetastasen. In: Heyden HW von, Krauseneck P (Hrsg) Aktuelle Onkologie, Bd 13: Hirnmetastasen. Zuckschwerdt, München, S 49–79
5. Rosner D, Nemoto T, Lane WW (1986) Chemotherapy induces regression of brain metastases in breast carcinoma. Cancer 58:832–839
6. Tsukada Y, Fouad A, Pickren JW, Lane WW (1983) Central nervous system metastases from breast carcinoma autopsy study. Cancer 52:2349–2354
7. Zimm S, Wampler GL, Stablein D, Hazra T, Young Hf (1981) Intracerebral metastases in solid – tumor patients: Natural history and result of treatment. Cancer 48:384–394

II. Diagnostik

Diagnostik bei ZNS-Metastasen des Mammakarzinoms: Computertomographie des Gehirns

W. Steinbrich

Einleitung

Vor Einführung der Computertomographie (CT) konnte auf eine zerebrale Beteiligung bei Mammakarzinom nur indirekt aus dem Auftreten neurologischer Symptome geschlossen werden [3]. Bildgebende Verfahren wie die Angiographie und die Pneumenzephalographie blieben meist negativ oder gaben lediglich indirekte Hinweise auf eine intrazerebrale Raumforderung. Mit der Computertomographie gelingt der direkte Metastasennachweis, wenn auch das Metastasenbild nicht pathognomonisch für eine sekundäre Tumorabsiedlung ist [4].

Obwohl eine zerebrale Beteiligung beim Mammakarzinom kein seltenes Ereignis darstellt (s. Kapitel: „Risiko einer ZNS-Metastasierung", S. 3), rechtfertigt sich dennoch nicht der routinemäßige Einsatz der CT im Rahmen der Tumornachsorge. Er ist immer dann indiziert, wenn neurologische Symptome auftreten. Dabei sollte allerdings großzügig verfahren werden, da häufig lediglich anhaltende, zuvor nicht gekannte Kopfschmerzen auftreten (s. Kapitel: „Klinik der ZNS-Metastasierung", S. 9). Unter Anwendung dieser Einschlußkriterien ist in ca. 30 % der Untersuchungen mit dem Nachweis einer ZNS-Beteiligung zu rechnen [6].

Der Zeitpunkt des Auftretens zerebraler Metastasen ist beim Mammakarzinom einer großen Variationsbreite unterworfen. Nach Angaben in der Literatur schwankt sie zwischen 0 und 29 Jahren nach der Primärerkrankung [6, 8]; im Mittel werden 23 Monate Latenzzeit angegeben [7].

Untersuchungstechnik

Intrakranielle Metastasen unterscheiden sich insofern grundsätzlich vom normalen Hirngewebe, aber auch von gut differenzierten Gliomen, als ihre Kapillaren keine Bluthirnschranke aufweisen. Sie zeigen damit prinzipiell einen höheren Dichteanstieg nach KM-Applikation als das Zerebrum. Da mit der Anreicherung in der Regel eine kontrastreichere Darstellung als nativ gegeben ist, wird bei Metastasenverdacht häufig lediglich eine computertomographische Serie nach Kontrastmittelapplikation durchgeführt. Dieses Vorgehen hat den Nachteil, daß dabei Verkalkungsherde nicht differenziert werden können. Dies kann aber insbesondere bei der Unterscheidung von Oligodendrogliomen oder Meningeomen von Bedeutung sein.

Auch bei positivem Nativ-CT ist die Durchführung einer Kontrastmittelserie obligat. Die Anwendung von 100 ml eines 60 bis 65 %igen jodhaltigen wasserlöslichen Kontrastmittels hat sich allgemein durchgesetzt. Die CT-Schichten werden in der Regel in unmittelbarem Anschluß an die i.v. Infusion des Kontrastmittels durchgeführt.

Unter dieser Vorgehensweise zeigen nach Weisberg et al. [8] immerhin 12 % der zerebralen Mamma-Ca-Metastasen keine KM-Anreicherung (s. Tabelle 1). Da aufgrund o. a. theoretischer Überlegungen für alle Metastasen ein Dichteanstieg nach Kontrastmittelgabe zu erwarten ist, muß der ideale Zeitpunkt der CT-Untersuchung nach KM-Applikation überdacht werden. Mehrere Autoren konnten zeigen [1, 5], daß es bis 2 h nach KM-Applikation noch zu einer Kontrastzunahme in Relation zum normalen Hirngeweben kommt („delayed scanning technique"). Unter zusätzlicher Anwendung einer erhöhten Kontrastmitteldosis (150 ml KM 60 %) werden bis zu 11,5 % mehr Metastasen entdeckt [1, 5]. In den meisten Instituten wird die „delayed scanning technique" ergänzend bei negativer KM-Serie, aber evidenter neurologischer Symptomatik durchgeführt.

Die Abgrenzung auch kleinerer Metastasen setzt eine adäquate „Center"- und „Window"-Einstellung der CT-Aufnahmen voraus. Bei der Einstellung auf Hirngewebe sollte bei einem „Window" von ca. 90 HE das „Center" bei ca. 40 HE positioniert werden. Eine routinemäßige Einstellung auf Knochengewebe (Window: 1000 HE; Center: 500 HE) erscheint sinnvoll, einmal wegen der Häufigkeit eines Skelettbefalls beim Mammakarzinom, zum anderen aber um Knochenarrosionen bei leptomeningealem Befall eindeutiger zu identifizieren (s. Abb. 6).

Bildmorphologie

Zerebrale Metastasen

Nach einer Zusammenstellung von Shi et al. [6] werden immerhin 12,5 % gesicherte Hirnmetastasen bei Mammakarzinomen in Nativ-CT-Serien nicht entdeckt (Tabelle 1). Die Mehrzahl der Herde erscheint nativ hypodens (65 %), hyperdense Metastasen sind demgegenüber selten (12,5 %). Isodense Herde (7 %) werden nur dadurch entdeckt, daß entweder indirekte Tumorzeichen oder ein perifokales Ödem vorliegen (Abb. 1). Eine perifokale Ödembildung ist die Regel und findet sich in immerhin 72 % der Fälle [6].

Das für Metastasen recht typische, aber auch bei Glioblastomen und Abszessen zu beobachtende, ringförmige KM-Anreicherungsverhalten (Abb. 3) wird nur in ca. 30 % der Fälle beobachtet [6, 8]. Häufiger ist das noduläre Anreicherungsmuster (Abb. 2) in bis zu 70 % der Fälle [6]. Die Frage, ob eine Metastase ein ringförmiges oder noduläres Anreicherungsverhalten

Tabelle 1. Bildmorphologie von Hirnmetastasen bei Mammakarzinom

nativ		(2)
o. B.		12,5%
nur indirekte Tu.-Zeichen		2%
hyperdens		12,5%
isodens		7%
hypodens		65%

nach KM-Applikation	(1)	(2)
noduläre Anreicherung	35%	69%
peripherer Ring	30%	30%
leptomenin. mit Anr.	23%	1%
keine Anreicherung	12%	–

		(2)
perifokales Ödem		72%
Verkalkungen		2%
Hämorrhagien		1%

(1) LA Weisberg [8]
(2) M-L Shi et al. [6]

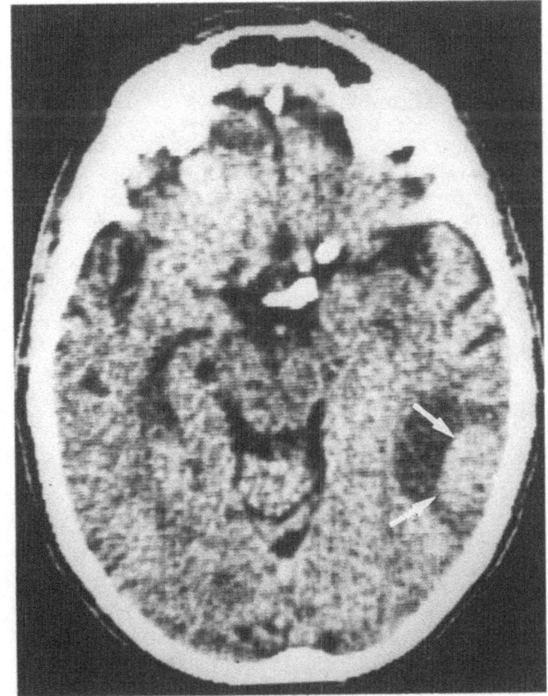

Abb. 1. 43jährige Pat.; 31 Monate nach Ablatio mammae li. wegen Mamma-Ca.; Nachweis einer nativ isodensen Metastase (*Pfeile*), die sich nur durch das perifokale Ödem abhebt

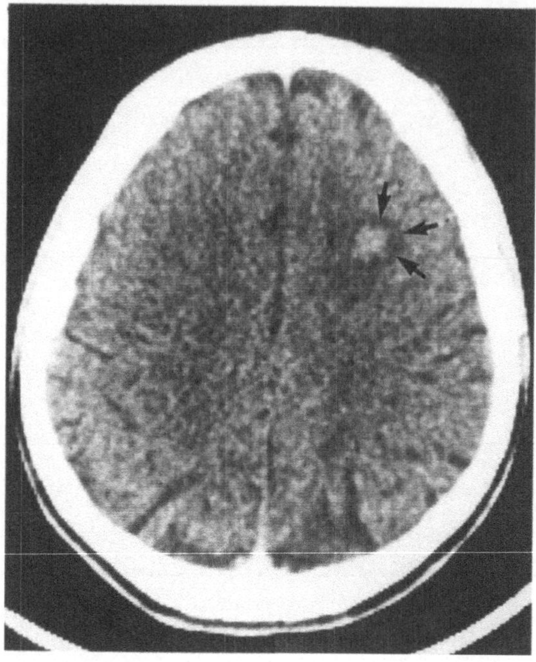

Abb. 2. 58jährige Pat.; 18 Monate nach Primärtherapie eines Mamma-Ca. li.; im KM-CT Metastasenherd mit nodulärer Anreicherung und schmalem perifokalen Ödemsaum (*Pfeile*)

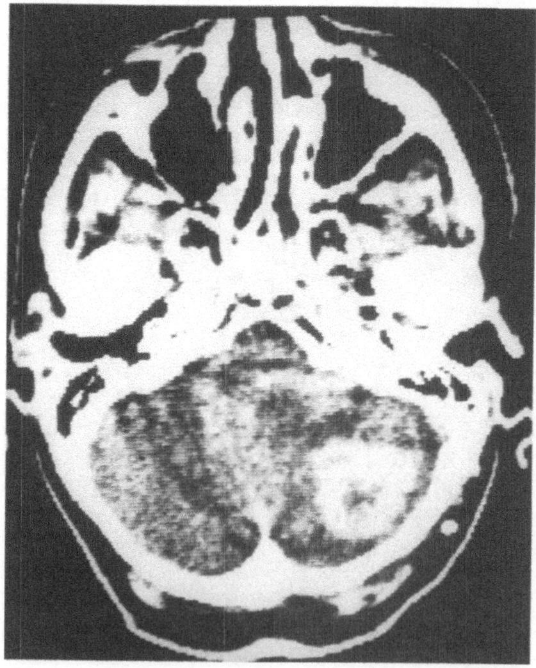

Abb. 3. 47jährige Pat.; 23 Monate nach Ablatio mammae re. wegen Mamma-Ca.; solitäre Metastase in der re. Kleinhirnhemisphäre mit ringförmiger KM-Anreicherung

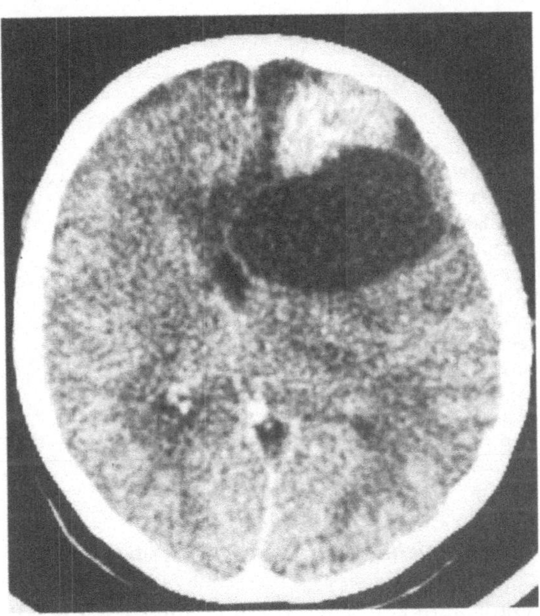

Abb. 4. 62jährige Pat.; 51 Monate nach Ablatio mammae re. wegen Mamma-Ca.; große, teils solide, teils zystische Metastase re. frontal, deutliche Ventrikelkompression und Mittellinienverlagerung

aufweist, hängt allerdings auch vom Zeitpunkt der Untersuchung nach KM-Applikation ab, da sich bei längerer Wartezeit die Dichte in der Regel homogenisiert. Die anfangs stärkere Anreicherung der Tumoren im Randbereich beruht einerseits auf der hier stärkeren Vaskularisation, andererseits aber auch auf einer Bluthirnschrankenstörung im unmittelbar angrenzenden Hirngewebe.

Verkalkungen sind ebenso wie Tumoreinblutungen bei Mammakarzinommetastasen selten. Dem Nachweis von Verkalkungen kommt somit eine differentialdiagnostische Bedeutung zu. Verkalkungen sprechen bei eindeutigem Tumornachweis eher für ein Meningeom oder ein Oligodendrogliom als für eine Metastasierung. Einblutungen in Mammakarzinommetastasen sind gelegentlich bei Tumornekrosebildungen unter Chemotherapie (hämorrhagische Diathese) zu beobachten. In der Regel sind Mammakarzinommetastasen solide strukturiert, gelegentlich lassen sich allerdings auch zystische Tumoranteile beobachten (Abb. 4).

Da zerebrale Metastasen hämatogen entstehen, ist beim Nachweis *eines* Herdes die Wahrscheinlichkeit weiterer Metastasen groß. Zum Zeitpunkt der computertomographischen Diagnosesicherung werden allerdings solitäre Metastasen mit ca. 60% häufiger angetroffen als multiple Metastasen (ca. 40%) [6, 7, 8]. Das Großhirn ist deutlich häufiger betroffen als die hintere Schädelgrube (Tabelle 2). Im Seitenvergleich zeigt sich eine Prädominanz der linken Hirnhemisphäre (Tabelle 2). Insgesamt werden Metastasen häufig an der Grenze von grauer und weißer Hirnsubstanz beobachtet.

Tabelle 2. Lokalisation von Hirnmetastasen bei Mammakarzinom

frontal	20%
parietal	24%
temporal	9%
okzipital	19%
periventikulär	4%
Basalganglien	6%
Pinealis	2%
hintere Schädelgrube	16%
M-L Shi et al. [6]	16%
rechte Hemisphäre	14%
linke Hemisphäre	23%
hintere Schädelgrube	25%
generalisiert	38%
MP Snee et al. [7]	

Intrakranielle extrazerebrale Metastasen

Die Häufigkeit eines leptomeningealen ZNS-Befalls stellt eine Besonderheit des Mammakarzinoms dar (s. Kapitel: „Risiko einer ZNS-Metastasierung", S. 9 und „Liquordiagnostik", S. 56). Auch leptomeningeale Tumorabsiedlungen reichern deutlich Kontrastmittel an (Abb. 5). Da der Befall aber in der Regel

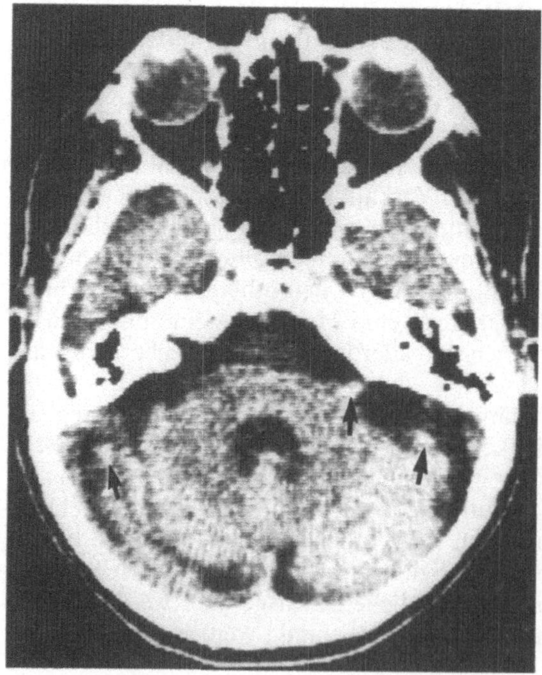

Abb. 5. 42jährige Pat.; 29 Monate nach Ablatio mammae re. wegen Mamma-Ca.; im KM-CT Nachweis von leptomeningialen Metastasen in der Zisterna pontis (*Pfeile*)

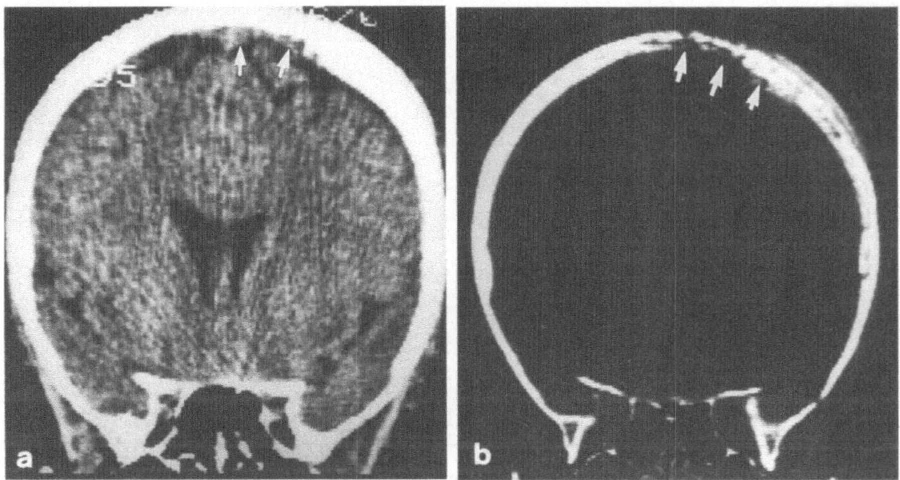

Abb. 6a, b. 59jährige Pat.; metastasierende Mamma-CA.; 33 Monate nach Primärtherapie; im Nativ-CT (**a**) Nachweis eines meningealen Tumorbefalls (*Pfeile*), bei Einstellung auf Knochenstrukturen (**b**) Zeichen der Knochenarrosion (*Pfeile*) an der Tabula interna der Schädelkalotte

tapenartig entlang der Schädelkalotte besteht, ist die Anreicherung nur schwer vom ebenfalls sehr dichten Knochen zu unterscheiden. Deshalb werden leptomeningeale Metastasen computertomographisch häufig übersehen [2]. Hier stellen einerseits die Liquordiagnostik und andererseits die Kernspintomographie weiterführende Verfahren dar.

Computertomographisch sind wegen der besseren Abgrenzung vom Knochen Nativserien eher diagnostisch (Abb. 6a). Zudem ist bei der Analyse der Aufnahmen im Knochenfenster die Beurteilung der Tabula interna der Schädelkalotte wichtig, da diese per continuitatem mitbefallen sein kann (Abb. 6b).

Differentialdiagnosen

Von insgesamt 304 untersuchten Patientinnen mit Nachweis von 103 Mammakarzinommetastasen wiesen 13 Patientinnen eine Pathologie anderer Genese auf [6]. Unter Berücksichtigung von Alter und Geschlecht muß neben Hirninfarkten in erster Linie an Meningeome gedacht werden (Tabelle 3).

Besondere Schwierigkeiten bereitet die Beurteilung postoperativer Zustände, da im Bereich operativ geschädigten Hirngewebes über Monate Kontrastmittelanreicherungen auftreten können, die ein lokales Rezidiv vortäuschen. Anderweitige Differentialdiagnosen, wie z. B. Abszesse, stellen unter Berücksichtigung der Vorselektion des Krankengutes ein seltenes Ereignis dar.

Tabelle 3. Differentialdiagnosen (n = 304, 103 Pat. mit Meta.)

Meningiome	4
Akustikusneurinome	1
Glioblastome	1
Infarkte	5
Hämatome	1
post-op. Veränd.	1
M-L Shi et al. [6]	

Zusammenfassung

Auch unter Berücksichtigung der zweifelsfrei höheren Sensitivität der Kern-spintomographie beim Nachweis intrakranieller Absiedlungen des Mamma-karzinoms stellt unverändert die Computertomographie mit ihrer hohen Nachweisempfindlichkeit und ihrer guten allgemeinen Verfügbarkeit die Basisdiagnostik beim Auftreten neurologischer Symptome dar. Bei sorgfältiger Untersuchungstechnik (Nativserie, KM-Serie, ggf. „delayed scanning techni-que", „Knochenausspielung") gelingt die Darstellung auch kleiner zerebraler Metastasen ab einer Größe von ca. 5 mm. Eindeutig überlegen ist die Kernspintomographie der CT beim Nachweis eines leptomeningealen Befalls, so daß bei pathologischem Liquorbefund der MRT der Vorzug zu geben ist. Demgegenüber wird ein begleitender Knochenbefall oder ein Übergreifen eines Knochenbefalls auf das Zerebrum mit der CT besser erfaßt. Immer müssen mögliche Differentialdiagnosen berücksichtigt werden, wobei neben Infarkten insbesondere Meningeome in Betracht kommen, die sich allerdings unter Heranziehung von Nativ- und KM-Serien meist differenzieren lassen. In Zweifelsfällen ist allerdings eine stereotaktische Punktion indiziert.

Literatur

1. Hayman LA, Evans RA, Hinck VC (1980) Delayed high iodine dose contrast computed tomography: cranial neoplasms. Radiology 136:677
2. Healy JF, Marshall WH, Brahme FJ, White F (1981) CT of intracranial metastases with skull and scalp involvement. Am J Neuroradiol 2:335
3. Ketiku KK (1986) The pattern of metastases in Nigerian breast cancer patients. Clin Radiol 37:563
4. Lewi HJ, Roberts MM, Donaldson AA, Forrest AP (1980) The use of cerebral computer assisted tomography as a staging investigation of patients with carcinoma of the breast and malignant melanoma. Surg Gynecol Obstet 151:385
5. Shalen PR, Hayman LA, Wallace S, Handel SF (1981) Protocol for delayed contrast enhancement in computed tomography of cerebral neoplasia. Radiology 139:397
6. Shi M-L, Wallace S, Libshitz HI et al. (1982) Cranial computed tomography of breast carcinoma. J Comp Tom 6:77
7. Snee MP, Rodger A, Kerr GR (1985) Brain metastases from carcinoma of breast: a review of 90 cases. Clin Radiol 36:365
8. Weisberg LA (1986) The computed tomographic findings in intracranial metastases due to breast carcinoma. Comp Radiol 10:297

Zum Stellenwert der Magnetresonanztomographie bei intrakraniellen Mammakarzinom-Metastasen

W. Schörner, N. Hosten und R. Felix

Einleitung

Das wichtigste bildgebende Verfahren in der Diagnostik intrakranieller Karzinommetastasen war bisher die Computertomographie (CT). Die hohe Nachweisempfindlichkeit für Hirnmetastasen sowie die Möglichkeit, andere Ursachen, d. h. nichtmetastatisch bedingte Erkrankungen des Gehirns zu erfassen, machten die CT zu dem entscheidenden Verfahren in der Diagnostik von Hirnmetastasen [4, 5].

Als neues bildgebendes Verfahren wurde die Magnetresonanztomographie (MRT) zu Beginn der 80er Jahre in die klinische Medizin eingeführt. Die MRT hat sich als besonders erfolgreich in der Diagnostik intrakranieller Erkrankungen erwiesen. Bedeutsame Vorteile des Verfahrens sind das sehr gute Kontrastauflösungsvermögen für Weichteilgewebe sowie die artefaktfreie Darstellung des Hirngewebes im Bereich der Schädelbasis und der hinteren Schädelgrube. Dieses Verfahren hat bisher vor allem bei Entmarkungserkrankungen (z.B. Encephalomyelitis disseminata), hirneigenen Tumoren (z. B. Astrozytomen) sowie bei entzündlichen Erkrankungen eine deutliche Überlegenheit gegenüber der CT gezeigt [1]. Wegen der hohen Effektivität der CT im Nachweis intrakranieller Karzinommetastasen fand der Einsatz der MRT für dieses Indikationsgebiet bisher jedoch relativ wenig Beachtung.

Nachfolgend werden die Bildbefunde von intrakraniellen Karzinommetastasen in der MRT beschrieben. Entsprechend unserer 5jährigen MRT-Erfahrung – bisher wurden über 80 Patienten mit Hirnmetastasen untersucht –, soll nachfolgend besonderer Wert auf die Differentialindikation beim Einsatz von CT und MRT bei Hirnmetastasen gelegt werden.

MR-Methodik

Unterschiedliche anatomische Strukturen bzw. pathologische Gewebe werden im MR-Tomogramm durch differente Signalintensitäten (Bildhelligkeiten) wiedergegeben. Die Signalintensität einer Struktur im MR-Tomogramm wird durch die angewandte Untersuchungstechnik [üblicherweise Spin-Echo(SE)-Technik mit frei wählbarer Pulswiederholzeit TR und Echozeit TE] und die Gewebeparameter der untersuchten Struktur bestimmt. Unter Gewebeparameter sind die Protonendichte sowie die Relaxationszeiten T1 und T2 des untersuchten Gewebes zu verstehen. Im Hinblick auf die Bildkontraste in der MRT kommt vor allem den Relaxationszeiten, die nachfolgend ausschließlich besprochen werden sollen, die größere Bedeutung zu. In Abhängigkeit der angewandten Untersuchungstechnik kann zwischen Aufnahmen differenziert werden, die überwiegend die T1-Relaxationszeitunterschiede bzw. die T2-Relaxationszeitunterschiede der untersuchten Gewebe betonen und damit als T1-gewichtete bzw. T2-gewichtete MRT-Bilder bezeichnet werden: SE-Aufnahmen mit kurzer Pulswiederholzeit (z.B. 400 ms) und kurzer Echozeit (z.B. 30 ms) werden als T1-gewichtete Aufnahmen bezeichnet, während lange Pulswiederholzeiten (z.B. 1600 ms) und lange Echozeiten (über 70 ms) zu T2-gewichteten Aufnahmen führen.

Für die MRT-Diagnostik stehen heute ganz überwiegend supraleitende Tomographen mit Feldstärken zwischen 0,3 und 1,5 Tesla zur Verfügung. Die MRT-Untersuchungen des Gehirns werden mit speziell geformten Spulen (sog. Kopfspulen, Innendurchmesser ca. 30 cm) durchgeführt, die ein hohes räumliches Auflösungsvermögen erlauben (Auflösung in der Bildebene ca. 1 mm × 1 mm). Die Schichtdicke beträgt üblicherweise 5 mm–10 mm. Es kann ohne Umlagerung des Patienten in jeder beliebigen Abbildungsebene (axial, koronal, sagittal) untersucht werden. Für eine routinemäßig durchgeführte Hirnuntersuchung beträgt die MRT-Meßzeit ca. 20–40 min.

MRT-Bildbefunde bei Hirnmetastasen

Da in der Regel keine Unterschiede zwischen dem Erscheinungsbild von intrakraniellen Metastasen bei Mammakarzinom und Metastasen bei anderen Primärtumoren bestehen [4, 5], wird nachfolgend auf eine gesonderte Betrachtung von Mammakarzinommetastasen verzichtet und allgemein von intrakraniellen Karzinommetastasen gesprochen.

In T1-betonten Aufnahmen weisen Metastasen in der Regel eine gering niedrigere Signalintensität als gesundes Hirngewebe auf, während in T2-betonten Aufnahmen Metastasen im Vergleich zum gesunden Gehirngewebe eine erhöhte Signalintensität besitzen (Abb. 1). Damit zeigen Metastasen ein ähnliches Signalintensitätsverhalten wie andere Hirnläsionen.

Wie in der CT kann durch den Einsatz von MRT-Kontrastmitteln – entsprechend der andersartigen Meßtechnik in der MRT wurde als spezifisches Kontrastmittel der paramagnetische Chelatkomplex Gadolinium-DTPA (Magnevist, Schering Berlin) entwickelt – eine Kontrastverstärkung von Hirnmetastasen erreicht werden (Abb. 1).

Während in T1-betonten Aufnahmen Metastasen signalarm zur Abbildung kommen, werden sie nach i.v. Applikation von Gadolinium-DTPA signalreich dargestellt. Dem Einsatz von Gadolinium-DTPA kommt besondere Bedeutung in der besseren Differenzierung zwischen Tumor und perifokalem Ödem sowie im Nachweis kleiner Metastasen zu [2, 7].

Ähnlich wie in der CT ist in der MRT sehr häufig ein ausgedehntes perifokales Ödem nachweisbar. Entsprechend dem besseren Kontrastauflö-

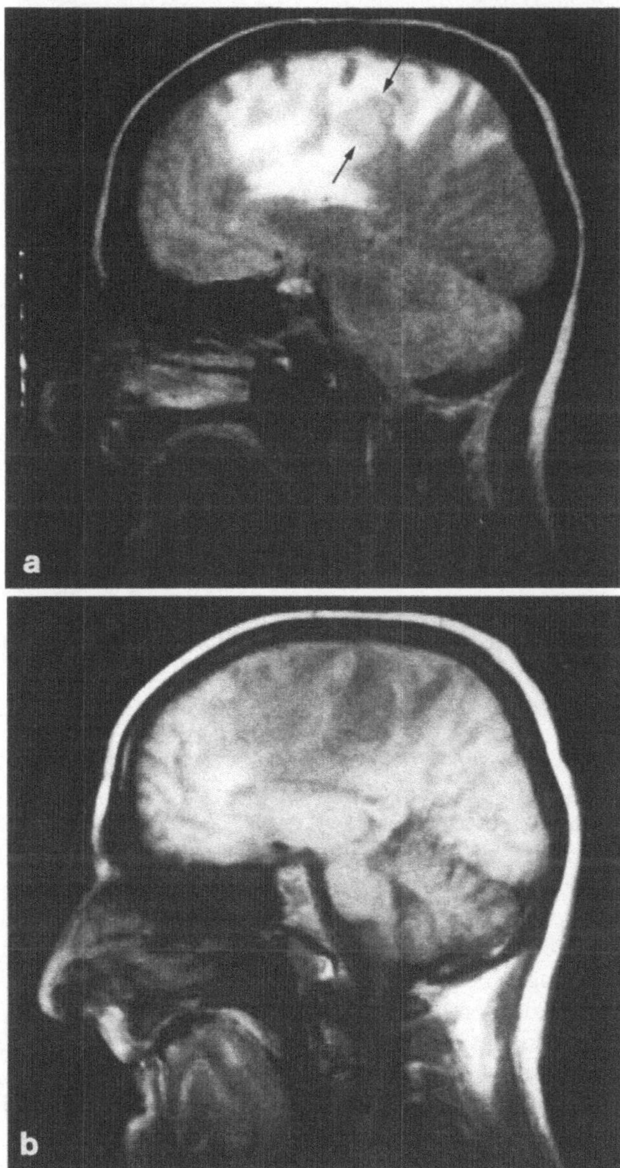

Abb. 1a–c. Typische MRT-Darstellung einer intrakraniellen Karzinommetastase bei unterschiedlicher MRT-Technik: **a** Native, T_2-betonte MRT-Aufnahme (SE 1600/90): Im sagittalen Bild Nachweis eines ausgedehnten perifokalen Ödems mit stark erhöhter Signalintensität (*sehr hell*) im Parietalhirn. Die Metastase weist nur eine gering erhöhte Signalintensität auf (*Pfeile*) und ist partiell gegenüber den Umgebungsstrukturen abgrenzbar. **b** Native, T_1-betonte Aufnahme (SE 400/30): Im sagittalen Bild kommen Ödem und Metastase (*Pfeile*) signalarm (*dunkler*) als das Hirngewebe zur Darstellung

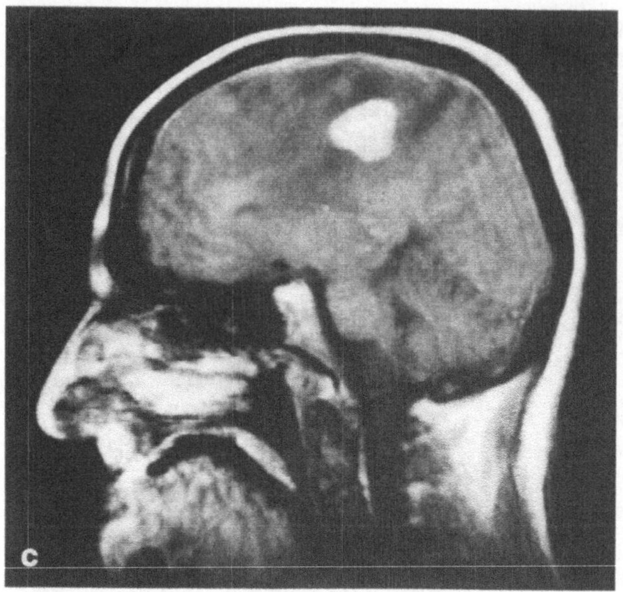

Abb. 1 c. Kontrastmittelunterstützte, T_1-betonte Aufnahme (SE 400/30): Nach intravenöser Applikation des Kontrastmittels Gadolinium-DTPA umschriebene Kontrastmittelaufnahme der Metastase, die mit hoher Signalintensität (*hell*) abgebildet wird

sungsvermögen in der MRT kann das Ödem häufig kontrastreicher und damit sicherer abgebildet werden.

Angaben zur Sensitivität der MRT im Nachweis von intrakraniellen Karzinommetastasen liegen an ausreichend großen Patientenkollektiven noch nicht vor. Entsprechend bisheriger Erfahrungen kann jedoch davon ausgegangen werden, daß die Sensitivität der MRT in der Diagnostik von Hirnmetastasen höher ist als diejenige der CT [3]. Im Hinblick auf die artdiagnostische Wertung eines pathologischen Prozesses im MR-Tomogramm gelten die bereits aus der CT bekannten Befundkriterien (kleine, runde und ringförmige Läsionen mit intensiver Kontrastmittelanreicherung, zentrale Nekrosenbildung, relativ ausgedehnte Ödeme). Wie in der CT wird auch in der MRT die artdiagnostische Einordnung besonders durch den Nachweis multipler kontrastmittelaufnehmender Läsionen erleichtert.

Differentialindikation zum Einsatz der Magnetresonanztomographie in der Suche nach intrakraniellen Karzinommetastasen bei bekanntem Mammakarzinom

Die große Zuverlässigkeit der CT im Nachweis von intrakraniellen Karzinommetastasen läßt für den Einsatz anderer bildgebender Verfahren nur wenig Raum. Ansatzpunkte für die Indikation zur MRT ergeben sich vornehmlich aus den methodisch bedingten Schwachpunkten der CT (eingeschränkte Bewertbarkeit schädelbasisnaher Aufnahmen, Notwendigkeit der Kontrastmittelinfusion) sowie aus spezifischen Vorteilen der MRT (erhöhte Sensitivität für pathologische Weichteilprozesse). Aus unseren bisherigen Erfahrungen erscheint der Einsatz der MRT beim Nachweis von intrakraniellen Metastasen beim Mammakarzinom in folgenden Situationen sinnvoll:

MRT-Indikation bei:

Negativem CT-Befund und klinischem Verdacht auf intrakranielle Karzinommetastasen

Intrakranielle Karzinommetastasen können dem CT-Nachweis entgehen, wenn diese in für die CT „ungünstigen" Regionen gelegen sind. Deutliche Bildstörungen und damit eingeschränkte diagnostische Beurteilbarkeit ergeben sich für die CT im Bereich der Kleinhirnhemisphären (Abb. 2), des Hirnstamms, des schädelbasisnahen Temporal- und Frontalhirns sowie für hochparietal gelegene, kalottennahe Metastasen. Des weiteren können sehr kleine Metastasen, soweit sie nur eine geringe Kontrastmittelaffinität aufweisen, der CT entgehen [9].

In dieser Situation erweist sich die MRT der CT überlegen. Knochenartefakte, wie sie für die schädelbasisnahen Hirnanteile in der CT regelmäßig auftreten, sind aus methodischen Gründen für die MRT nicht gegeben. Des weiteren können Anschnittpänomene, wie sie sich für die axiale CT im Bereich der Schädelbasis und hochparietaler Schnittbilder ergeben, durch den Einsatz von koronaren Schnittbildern in der MRT verringert werden.

MRT-Indikation:

Weitere Abklärung von computertomographisch nachgewiesenen „solitären" Metastasen vor operativer Therapie

Aus klinischer Sicht kommt dem Nachweis einer solitären Metastase besondere Bedeutung zu. In dieser Situation ist im Prinzip eine lebensverlängernde, operative Therapie möglich. Diese ist vornehmlich daran gebunden, daß es sich bei der computertomographisch nachgewiesenen Metastase wirklich um einen solitären Befund handelt. In der Literatur wird die Entwicklung zerebraler Solitärmetastasen beim Mammakarzinom mit 52 % am Gesamtkollektiv von Mammakarzinompatienten mit zerebraler Metastasierung angegeben [5]. Vor operativer Entfernung einer Solitärmetastase erscheint die Durchführung einer MRT sinnvoll. Die bessere Abbildungsqualität der MRT für verschiedene Gehirnregionen (s. oben) sowie das allgemein bessere Kontrastauflösungsvermögen und damit die zu erwartende höhere Sensitivität sind Argumente für die Druchführung der MRT [6]. Diese Aussage wird durch

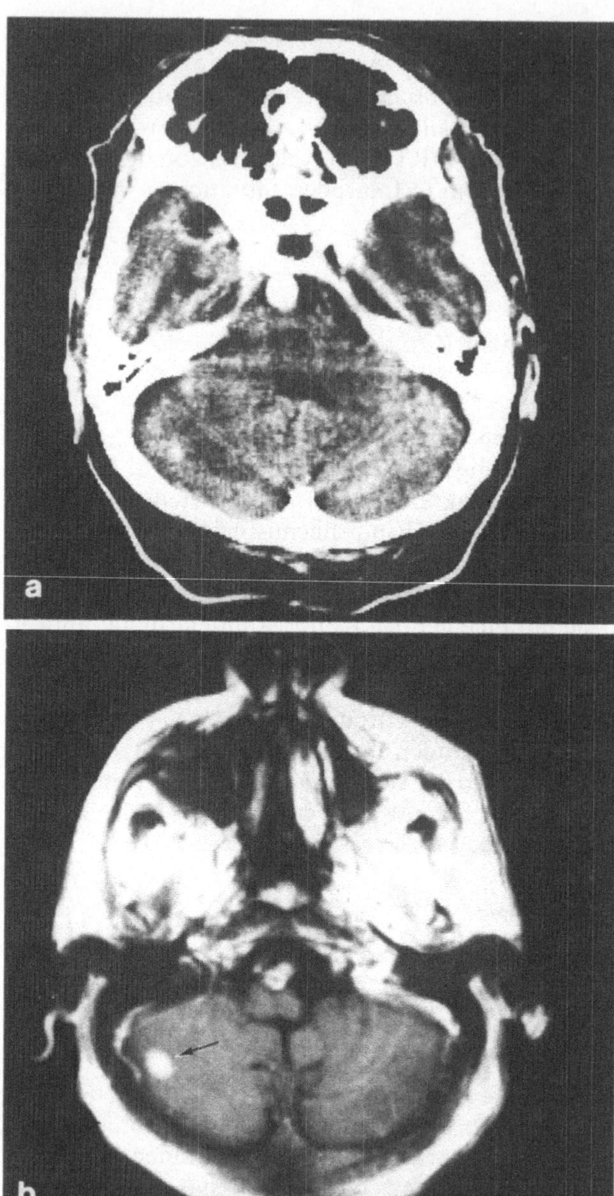

Abb. 2 a, b. Überlegene Darstellung von intrakraniellen Karzinommetastasen im Bereich der hinteren Schädelgrube durch die MRT. **a** Kontrastmittelunterstützte CT: Typische Bildstörungen im Bereich der hinteren Schädelgrube durch Knochenaufhärtungsartefakte. Kein sicherer Nachweis einer tumorösen, raumfordernden Läsion. **b** Kontrastmittelunterstützte MRT: Exzellente, artefaktfreie Darstellung der hinteren Schädelgrube. Nach Kontrastmittelapplikation intensive Signalverstärkung (*hell*) der klein-rundlichen Metastase (*Pfeil*) in der linken Kleinhirnhemisphäre

eigene Erfahrungen unterstützt. In verschiedenen Fällen wurde mit der MRT eine größere Anzahl an Metastasen als mit der CT nachgewiesen.

MRT-Indikation bei:

Beschränkung der Computertomographie auf eine native Untersuchung wegen bekannter Röntgenkontrastmittelunverträglichkeit

Die Sensitivität der CT für intrakranielle Karzinommetastasen wird durch die Kontrastmittelinfusion entscheidend erhöht. Nach allgemeinem Urteil ist die Kontrastmittelinfusion bei der Frage nach intrakranieller Metastasierung obligat.

Bei einer bestimmten Anzahl von Patienten bestehen Hinweiszeichen für eine Kontrastmittelunverträglichkeit bzw. liegt eine gesicherte Unverträglichkeit gegenüber Röntgenkontrastmitteln vor. Eine in dieser Situation als native Untersuchung durchgeführte CT muß (im Hinblick auf die Möglichkeiten einer kontrastmittelunterstützten Untersuchung) als diagnostisch unzureichend eingestuft werden. In diesen Fällen bietet sich die Durchführung einer MRT, ggf. mit gleichzeitiger i.v. Applikation von Gadolinium-DPTA, an. Während für Röntgenkontrastmittel allergische Reaktionen beobachtet wurden, sind solche Befunde für die Gadolinium-DPTA-unterstützte MRT nur selten gesehen worden.

Die Sensitivität der MRT für intrakranielle Karzinommetastasen ist entsprechend eigener Erfahrungen eindeutig höher als die der *nativen* CT. Soweit nur eine native CT vorliegt, stellt eine MRT bereits eine wesentliche diagnostische Erweiterung dar.

MRT-Indikation bei:

Klinisch- bzw. liquoranalytisch begründetem Verdacht auf Meningiosis carcinomatosa

Nur grobe pathomorphologische Befunde können an den Meningen mit der CT erkannt werden, soweit Zeichen der Raumforderung oder das Vorliegen einer intensiven Kontrastmittelanreicherung die Diagnostik erleichtern. Demgegenüber können meningeale Befunde, die keine wesentliche Verdickung der Meningen verursachen oder keine Begleitbefunde der angrenzenden anatomischen Strukturen herbeiführen, mit der CT in der Regel nicht erfaßt werden. Hierfür sind sowohl die ungünstige Schnittführung in axialer Ebene wie auch die bereits obengenannten Knochenaufhärtungsartefakte im Bereich von Schädelbasis bzw. Schädelkalotte zu nennen. Demgegenüber erweist sich die MRT durch die zusätzliche Verfügbarkeit von koronaren Schnittbildern sowie durch das Fehlen von Knochenaufhärtungsartefakten als der CT überlegen [8]. Pathologische Veränderungen an den Meningen, seien diese entzündlich,

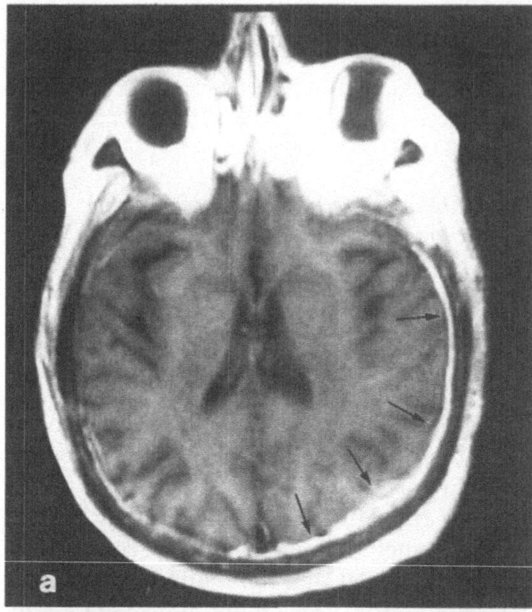

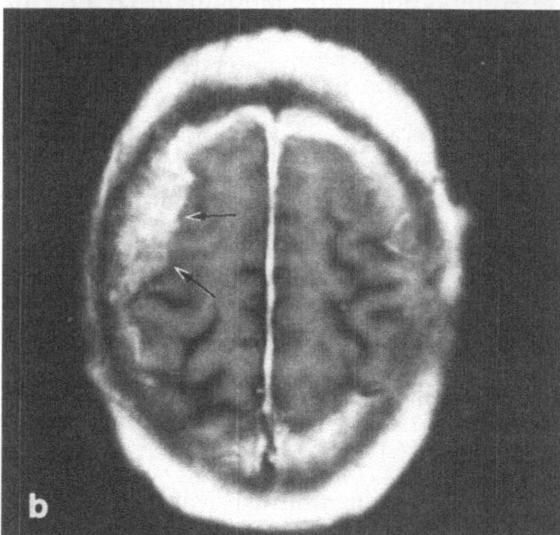

Abb. 3a, b. Hohe Sensitivität der kontrastmittelunterstützten MRT für den Nachweis meningealer Veränderungen. Hier Nachweis einer ausgedehnten Meningiosis carcinomatosa (histologisch gesicherter Befund). Kontrastmittelunterstützte MRT (SE 400/22): Axiale Aufnahmen auf ventrikulärem (**a**) und supraventrikulärem Niveau (**b**). Es zeigt sich eine Verdickung und pathologisch verstärkte Kontrastmittelaufnahme der Meningen. Auf ventrikulärem Niveau (**a**) sind vor allem die Meningen im Bereich der rechten Hemisphäre betroffen (*Pfeile*), auf supraventrikulärem Niveau (**b**) finden sich bilateral im Bereich beider Hemisphären z.T. knotenförmige Verdickungen (*Pfeile*) der Meningen

tumorös oder posttraumatisch bedingt, sind mit der MRT, insbesondere unter Kontrastmittelanwendung, sehr sensitiv zu erfassen (Abb. 3). Hieraus ergibt sich, daß bei begründetem Verdacht auf das Vorliegen einer Meningiosis carcinomatosa – auch bei unauffälligem CT-Befund – eine MRT-Untersuchung empfohlen werden kann. Allerdings ist nach bisher vorliegenden Literaturmitteilungen der MRT-Nachweis von verdickten und intensiv kontrastmittelanreichernden Meningen als unspezifisch zu werten [10].

Zusammenfassung

Bei der Suche nach intrakraniellen Karzinommetastasen sollte die Computertomographie weiterhin als das erste bildgebende Verfahren Anwendung finden. Die hohe Nachweisrate intrakranieller Karzinommetastasen (über 90 %), die gute Verfügbarkeit computertomographischer Untersuchungen sowie der relativ geringe ökonomische Aufwand sind Argumente für den primären Einsatz der Computertomographie in der Diagnostik von Hirnmetastasen. Methodisch bedingte Nachteile der Computertomographie führen jedoch dazu, daß in verschiedenen klinischen Situationen der Einsatz der Magnetresonanztomographie sinnvoll erscheint. Nach vorliegenden Erfahrungen ergeben sich folgende Indikationen für die Magnetresonanztomographie zur weitergehenden Abklärung bei Verdacht auf Hirnmetastasen:

1. Negativer oder nicht eindeutiger CT-Befund und weiter bestehender klinischer Verdacht auf intrakranielle Karzinommetastasen,
2. computertomographisch nachgewiesene „Solitär"-Metastase vor operativer Therapie,
3. alleinige Verfügbarkeit einer nativen Computertomographie wegen bekannter Röntgenkontrastmittelunverträglichkeit und
4. klinisch- bzw. liquoranalytisch begründeter Verdacht auf das Vorliegen einer Meningiosis carcinomatosa.

Literatur

1. Bydder GM, Steiner RE, Young IR, Hall AS, Thomas DJ, Pallis CA, Legg NJ (1982) Clinical NMR imaging of the brain. 140 cases. AJR 139:215–236
2. Claussen C, Laniado M, Schörner W, Niendorf H-P, Weinmann HJ, Fiegler W, Felix R (1985) The use of Gadolinium-DTPD in magnetic resonance imaging of glioblastomas and intracranial metastases. AJNR 6:669–674
3. Healy ME, Hesselink JR, Press GA, Middleton MS (1987) Increased detection of intracaranial metastases with intravenous Gd-DTPA. Radiology 165:619–624
4. Kazner E, Wende S, Grummel T, Lanksch W, Stochdorph O (Hrsg) (1981) Computertomographie intrakranieller Tumoren aus klinischer Sicht. Springer, Berlin Heidelberg New York
5. Nadjmi M, Piepgras U, Vogelsang H (1981) Kranielle Computertomographie. Thieme, Stuttgart
6. Russel EJ, Geremia GK, Johnson CE et al (1987) Multiple cerebral metastases: Detectability with Gd-DTPA-enhanced MR Imaging. Radiology 165:609–617
7. Schörner W, Laniado M, Claussen C, Kazner E, Niendorf HP, Felix R (1986) Magnetische Resonanztomographie (MR) intrakranieller Tumoren: Kontrastmittelanwendung versus T_2-gewichtete Tomogramme. Fortschr Röntgenstr 144:315–322
8. Schörner W, Henkes H, Sander B, Felix R (1988) MR-Darstellung der Meningen: Normale und pathologische Befunde. Fortschr Röntgenstr 149:361–368
9. Sze G, Shin J, Krol G, Johnson C, Liu D, Deck MD (1988) Intraparenchymal brain metastases: MR Imaging versus contrast enhanced CT. Radiology 168:187–194
10. Sze G, Soletsky S, Bronen R, Krol G (1989) MR Imaging of the cranial meninges with emphasis on contrast enhancement and meningeal carcinomatosis. AJNR 10:965–975

Computertomographie/Magnetische Resonanztomographie/Myelographie bei Verdacht auf Myelokompression durch Mammakarzinom

A. Thron

Einleitung

Klinische Erfahrungen in der Diagnostik spinaler extramedullärer Raumforderungen zeigen, daß das Rückenmark bei langsam zunehmendem Druck eine erhebliche Kompression und Deformierung tolerieren kann, bevor neurologische Symptome in Form einer Querschnittlähmung auftreten. Postmortale Gefäßfüllungen mit Röntgenübersichten und Mikroradiographien belegen eindrucksvoll, daß auch bei starker Verlagerung der Arterien lange Zeit eine ausreichende Perfusion des komprimierten Organs aufrechterhalten wird, bevor es durch die zunehmende Druckerhöhung vor allem auch auf der venösen Abflußseite zu einem Zusammenbruch der spinalen Mikrozirkulation und zur Ausbildung von zentromedullären Ödemnekrosen kommt [5]. Die Dekompensation der Durchblutung erfolgt häufig innerhalb von Stunden oder wenigen Tagen, der dabei eintretende Parenchymschaden ist nur noch begrenzt reversibel [4]. Hieraus ist die klinische Folgerung abzuleiten, daß bei einer metastasierenden Grunderkrankung das Auftreten spinaler Querschnittsymptome durch adäquate neurologische Untersuchungen sehr frühzeitig erfaßt werden muß, damit eine rasche und effektive weitere Diagnostik und Therapie eingeleitet werden kann.

Diagnostische Methoden bei Verdacht auf spinale Raumforderung

Die in Tabelle 1 aufgeführten Untersuchungsmodalitäten geben das diagnostische Spektrum wieder, das zur Klärung spinaler Raumforderungen verfügbar ist. Wegen der eingangs begründeten Bedeutung einer möglichst frühzeitigen Erfassung spinaler Querschnittsymptome ist einer fachgerechten neurologischen Untersuchung größtes Gewicht beizumessen. Ein spinaler Querschnitt darf nicht erst dann erkannt werden, wenn bereits eine schwere Para- oder Tetraparese mit Blasen-Mastdarm-Störungen vorliegen, sondern es müssen schon geringe Zeichen für eine sensible und/oder motorische Querschnittläsion entsprechend gewertet werden. Nativaufnahmen des Skeletts und ggf. ein Knochenszintigramm gehören zu den obligaten Standarduntersuchungen bei bekanntem Mammakarzinom und klinischem Verdacht auf Skelettmetastasen. Von den übrigen in der Tabelle 1 aufgeführten nichtinvasiven und invasiven Techniken spielen für die Diagnostik einer metastatischen Myelokompression

Tabelle 1. Nichtinvasive und invasive Methoden bei der Diagnostik der Myelokompression

A) Nichtinvasive Methoden
  1. Neurologische Untersuchung
  2. Röntgen-Nativaufnahme
  3. Knochenszintigramm
  4. Spinale CT (nativ und nach i.v. KM)
  5. Spinale MRT (nativ und nach i.v. KM)

B) Invasive Methoden
  1. Liquorbefund (mit Queckenstedt-Versuch)
  2. Radikulographie und Myelographie
    a) aszendierend (nach Lumbalpunktion)
    b) deszendierend (nach subokzipitaler oder lateraler zervikaler Punktion)
  3. Myelo-CT
  4. Spinale Phlebographie
  5. Spinale Arteriograhie

die spinale Phlebographie und Arteriographie keine oder eine untergeordnete Rolle. Die nachfolgenden Ausführungen können sich somit auf die spinale Computertomographie (CT) und die Magnetresonanztomographie (MRT) als nichtinvasive Verfahren beschränken sowie auf die Liquorpunktion, die Myelographie und die Myelo-Computertomographie als invasive Techniken.

Spinale Computertomographie

Die Vorteile dieser Technik sind in Tabelle 2 den Nachteilen gegenübergestellt. Die Computertomographie ist vor allem dann erfolgreich einsetzbar, wenn Knochenszintigramm oder Nativ-Röntgenaufnahmen gesicherte oder auf Wirbelmetastasen verdächtige Befunde zeigen, die mit der klinisch festgestellten Höhe übereinstimmen und somit gezielt untersucht werden kann. Besonders gut lassen sich Fragen zur Stabilität osteolytischer Prozesse beantworten. Auch die genaue Ausdehnung von Knochendestruktionen in nativröntgenologisch schwer faßbaren Wirbelabschnitten, wie Gelenkfortsatz und Wirbelbogen (Abb. 1), ist sehr gut bestimmbar. Bei geeigneter Fensterung kann sowohl der knöcherne Befund als auch die extraspinale und bedingt intraspinale Weichteilkomponente des tumorösen Geschehens beurteilt werden. Die in

Tabelle 2. Spinale Computertomographie

Vorteile:	– nichtinvasive Technik
	– Knochen- und Weichteildiagnostik extraspinal gut
	– allgemein verfügbar
Nachteile:	– als Suchmethode ungeeignet
	– intraspinal (insbesondere thorakal) nur eingeschränkte Beurteilbarkeit
	– im thorakozervikalen Übergang meist artefaktgestört
	– als neurologische Notfalldiagnostik eher schlecht

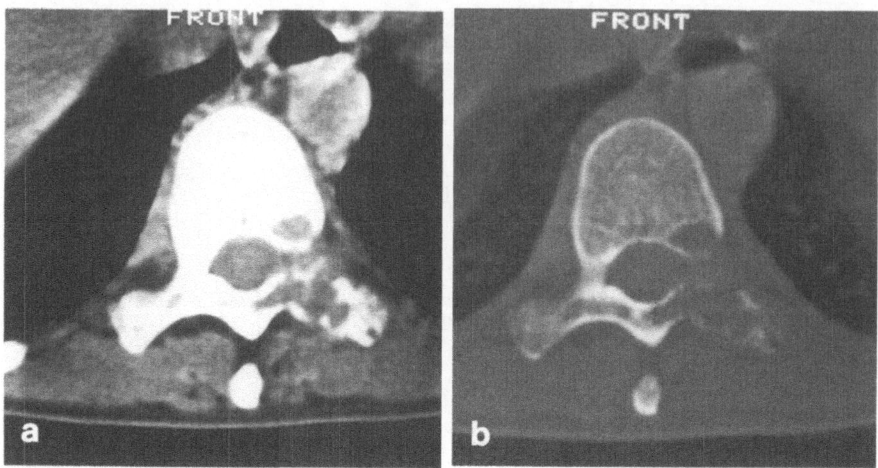

Abb. 1 a, b. Computertomogramm einer thorakalen Wirbelmetastase in Weichteil- (a) und Knochenfensterung (b). Die den Duralsack oder die Nervenwurzel komprimierende Tumorkomponente ist schlechter bestimmbar als das Ausmaß der Knochendestruktion, die hier vor allem Bogenwurzel und Querfortsatz betrifft

Röntgenübersichtsaufnahmen festgestellten Veränderungen lassen sich somit präzisieren, vor allem kann zur Destruktion der Kortikalis in der Nachbarschaft des Spinalkanales Stellung genommen werden. Im oberen und mittleren Zervikalbereich sowie im Lumbalbereich sind vor allem nach intravenöser Kontrastmittelgabe auch intraspinale Tumorkomponenten relativ gut vom Duralsack abgrenzbar. Die Unterscheidung zwischen Tumor und komprimiertem Duralsack ist erheblich schwieriger innerhalb des sehr engen thorakalen Spinalkanales, insbesondere in Schulterhöhe, wo häufig Artefaktüberlagerungen die Beurteilung unmöglich machen können.

Myelographie und Myelo-Computertomographie

Die Kombination dieser Verfahren bedeutet eine wesentliche Erweiterung der diagnostischen Möglichkeiten (Tabelle 3). Die Anwendung der Myelographie erlaubt als Suchmethode die Darstellung des gesamten Spinalkanales, solange kein kompletter Kontrastmittelstop vorliegt. Auf diese Weise werden auch voneinander entfernt liegende multiple spinale Raumforderungen schnell erkannt. Selbst bei erheblicher Passagebehinderung ist häufig noch ausreichend Kontrastmittel oberhalb eines subtotalen Stops vorhanden, um mit einem nachfolgenden Myelo-CT die Obergrenze der Raumforderung zu bestimmen und weitere Läsionen computertomographisch nachzuweisen. Besondere Vorteile dieser Technik sind darüber hinaus die rasche Durchführbarkeit, die hohe räumliche Auflösung für tumoröse Absiedlungen außerhalb und innerhalb des Duralsackes (Abb. 2) sowie das gleichzeitige Gewinnen von

Tabelle 3. Myelographie (und Myelo-CT)

Vorteile:	– rasche Durchführbarkeit (< 30 min)
	– Suchmethode (+ Methode für hohe räumliche Auflösung des Lokal-befundes mit Nachweis multipler Läsionen)
	– Knochen- und Weichteildiagnostik
	– keine diagnostische Einschränkung bis zu subtotalem Stop
	– Liquordiagnostik (Meningeosis)
	– nicht artefaktanfällig
	– allgemein verfügbar
Nachteile:	– invasive Technik (postpunktionelle Verschlechterung möglich)
	– Obergrenze bei komplettem Stop unsicher (ggf. SEP erforderlich)
	– intramedullär nur Raumforderungseffekt beurteilbar

Liquor zur Ermittlung einer möglichen Meningeosis carcinomatosa. Unter den Bedingungen gegenwärtiger Apparateausstattung ist als Vorteil nicht zu unterschätzen, daß diese Technik allgemein verfügbar ist.

Als Nachteile sind der invasive Charakter des Verfahrens zu nennen sowie der Umstand, daß die Patienten bewegt und gedreht werden müssen. Verschlechterungen einer Querschnittsymptomatik durch eine Myelographie sind in der Vergangenheit immerhin auf ca. 14% veranschlagt worden [3]. Sie wurden vor allem auf eine Änderung der Druckverhältnisse in Folge der Liquorraumpunktion zurückgeführt, da sie auch bei ausschließlicher Lumbalpunktion vorkommen. Welche Rolle dem Kontrastmittel als zusätzlicher Noxe zukommt, ist unklar. Nach unserem Eindruck, hat die Zahl postmyelographischer Verschlechterungen seit Einführung nichtionischer Kontrastmittel deutlich abgenommen.

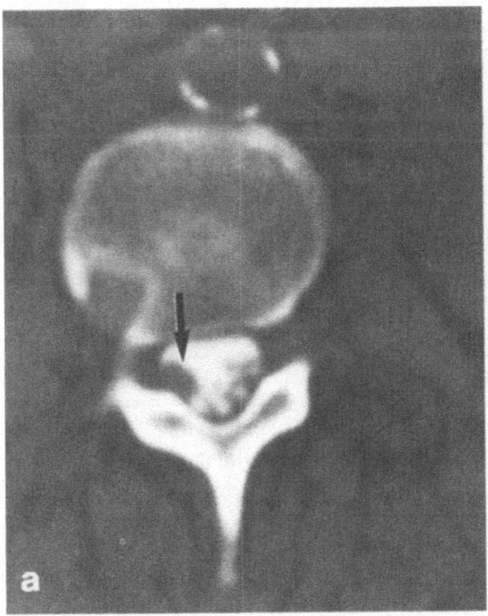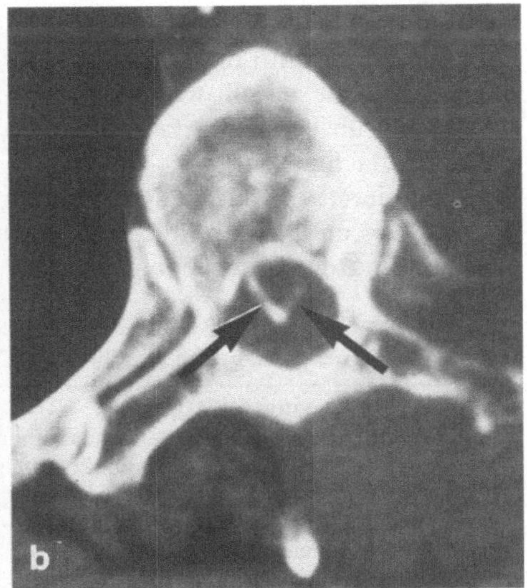

Abb. 2a, b. Myelo-CT mit Nachweis intraduraler (**a**) und epiduraler (**b**) spinaler Metastasen (*Pfeil*). Der myelographisch erhobene Befund ist in dieser Technik noch präziser darstellbar

Bei komplettem Kontrastmittelstop ist die Obergrenze der Raumforderung nicht mehr sicher zu bestimmen und eine subokzipitale oder laterale zervikale Punktion erforderlich. Ein weiterer, allerdings nur selten relevanter Nachteil ist die fehlende Darstellung nichtraumfordernder intramedullärer Veränderungen, wie z. B. kleiner intraparenchymaler Metastasen oder Höhlenbildungen.

Spinale Magnetresonanztomographie

Diese nichtinvasive Technik stellt die wichtigste Alternative zur Myelographie und Myelo-CT dar (Tabelle 4). Sie hat unbestreitbare Vorteile, denen unter den gegenwärtigen Bedingungen aber noch Nachteile gegenüberstehen. Darstellungen des Spinalkanals mit ausreichender Ortsauflösung erfordern eine Untersuchung mit Oberflächenspulen, d. h. der Spinalkanal muß abschnittsweise untersucht werden, deshalb eignet sich die MRT als rasch durchzuführende Suchmethode nur bedingt. Ist aufgrund des neurologischen Befundes eine ungefähre Höhenlokalisation möglich, kann jedoch rasch und gezielt untersucht werden. Eine Punktion des Liquorraumes ist nicht erforderlich, insofern ist die MRT nichtinvasiv und von einem möglichen Passagestop des Liquorraums unabhängig. Eine tumoröse Raumforderung kann in ganzer Ausdehnung und in ihrem Bezug zu Knochen und Rückenmark gut dargestellt werden, zumindest wenn es sich um größere Läsionen handelt (Abb. 3). Da bei dieser Technik das bildgebende Signal von den Körperstrukturen selbst kommt, sind auch Prozesse innerhalb der Rückenmarksubstanz direkt abzubilden. Hierbei ist die Anwendung intravenöser Kontrastmittel (Gadolinium-DTPA) von erheblichem diagnostischem Gewinn, wenn, wie bei Metastasen, Störungen der Blut-Hirn-Schranke vorliegen. Dies betrifft auch eine diffuse Aussaat im Liquorraum. Zumindest in Fällen einer erheblichen Meningeosis carcinomatosa kann die Diagnose durch Signalanhebungen an der Rückenmarkoberfläche gestellt werden (s. Abb. 5). Dieser Befund ist für sich alleine genommen unspezifisch, da er auch bei einer Entzündung der Rückenmarkhäute beobachtet wird.

Als weiterer Vorteil der MRT ist der meist gute Nachweis diffuser ossärer Metastasen im Achsenskelett zu nennen. Er besteht im Nachweis einer Auslöschung des Knochenmarksignals bei erhaltener Wirbelform (Abb. 4).

Tabelle 4. Magnetresonanztomographie (MRT)

Vorteile:	– nichtinvasive Technik
	– Weichteil- und Knochendiagnostik (auch intramedullärer Befund)
	– von Liquorpassage unabhängig
	– als Suchmethode bedingt geeignet
	– Zusatzinformation durch KM-Gabe
Nachteile:	– keine Liquordiagnostik
	– zeitaufwendig, bei schnellen Sequenzen geringe räumliche Auflösung
	– artefaktanfällig (Körperbewegung oder Pulsationsartefakte)
	– noch nicht ausreichend verfügbar

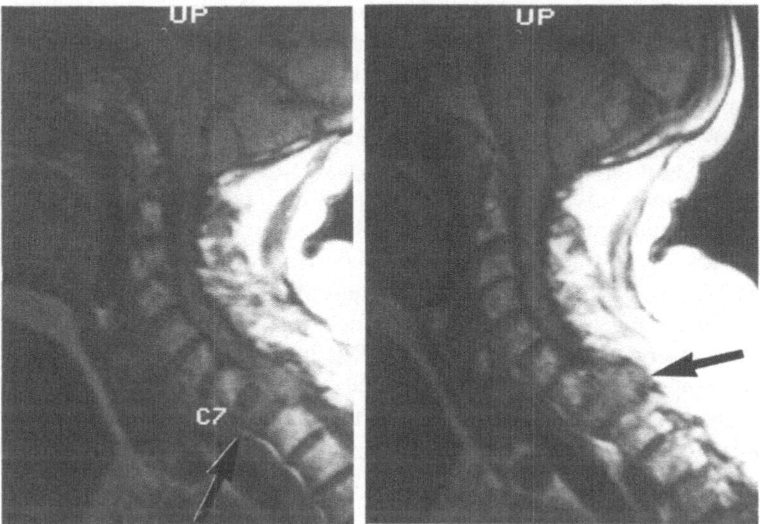

Abb. 3. Magnetresonanztomogramm einer metastatischen Destruktion von BWK 1 mit Myelokompression. Der Wirbelkörper ist vollständig durch Tumorgewebe ersetzt, das auch den Spinalkanal ausfüllt (*Pfeil*). Die Darstellung dieser für eine Myelographie oder ein CT „kritischen Region" gelingt artefaktfrei. (1.0 Tesla; Spin-Echo 400/17)

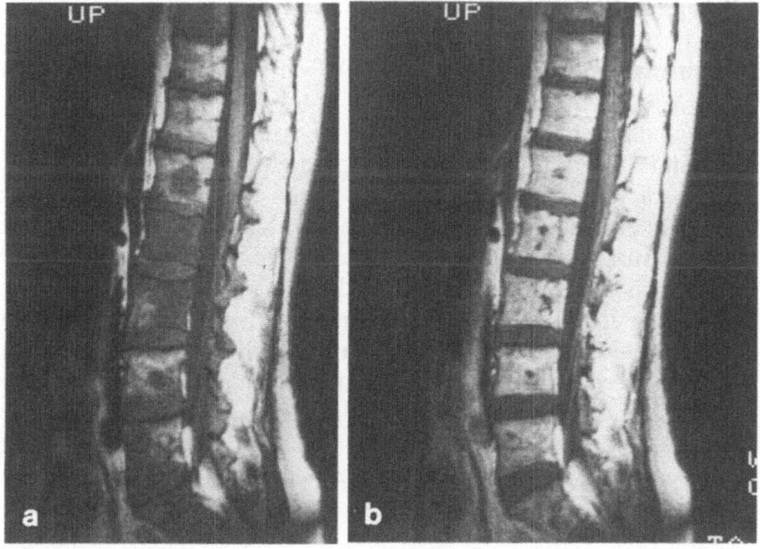

Abb. 4a,b. Magnetresonanztomogramm ausgedehnter Wirbelmetastasen. Neben einer die sakralen Wurzeln tangierenden Metastase des Kreuzbeins deckt die MRT zahlreiche noch nicht knochendestruierende Herde in der Wirbelspongiosa auf. Sie sind in T1-gewichteten Bildern vor KM-Anhebung durch Gadolinium-DTPA (**a**) als Auslöschung des hellen Knochenmarksignals zu erkennen. Nach Gabe von KM (**b**) wird der pathologische Befund durch ein Enhancement der Metastasen ausnahmsweise kaschiert. (1.5 Tesla; Spin-Echo 400/15)

Auch rein intraspinale oder intramedulläre Metastasen eines Mammakarzinoms ohne knöchernen Befall sind diagnostizierbar. Wie valide die Technik im Nachweis sehr kleiner Metastasen ist, muß durch weitergehende Studien noch ermittelt werden.

Wesentliche Nachteile dieser Technik sind einmal der fehlende Liquorbefund, zum anderen können praktische Probleme mit den häufig schwer beweglichen und schmerzgeplagten Patienten die Untersuchung sehr zeitaufwendig machen. Werden schnelle Sequenzen eingesetzt, nimmt die räumliche Auflösung deutlich ab. Nach unserer Erfahrung werden die Ergebnisse gerade bei diesem Krankengut durch Bewegungsartefakte häufig beeinträchtigt. Ein relativer, gegenwärtig allerdings noch relevanter Nachteil ist die noch nicht ausreichende Verfügbarkeit der MRT, insbesondere wenn es um Notfalluntersuchungen geht. Ein ebenfalls nicht zu vernachlässigendes Problem stellen Kyphoskoliosen dar, die die Beurteilung zusätzlich erschweren oder dreidimensionale Datenerfassung notwendig machen. Klaustrophobie ist nach unserem Eindruck ein eher seltener Hinderungsgrund.

Differentialdiagnose und klinische Wertigkeit

Treten in der Folge eines Mammakarzinoms Symptome und neurologische Befunde auf, die verdächtig auf spinale Metastasen sind, dann haben die differentialdiagnostischen Überlegungen (Tabelle 5) auch Prozesse einzubeziehen, die neoplastischer Natur sind, aber das Myelon nicht primär durch Kompression schädigen, wie z. B. eine diffuse Tumoraussaat im Liquorraum (Abb. 5) oder intramedulläre Absiedlungen. Diese Erkrankungen sind aufgrund klinischer Kriterien nicht sicher von einer metastatischen Myelokompression [1] zu trennen, auch nicht von einer Myelopathie, wie sie als Folge einer zurückliegenden Bestrahlung unter Einschluß des Myelons vorliegen kann. Andererseits kann es sich auch um von der Tumorerkrankung unabhängige raumfordernde Prozesse handeln, wie z. B. eine spinale Stenose, einen Bandscheibenvorfall oder eine Knochendestruktion im Rahmen einer Spondylitis, wie sie als typischer MRT-Befund in Abb. 6 dargestellt ist. Die Diagnose einer solchen Zweiterkrankung muß jedoch mit Sorgfalt gesichert werden, bevor der Verdacht auf Metastasen der Grunderkrankung fallengelassen wird. Die Differentialdiagnose zwischen einer Spondylitis und einer metastatischen Wirbeldestruktion ist gelegentlich über die bildgebende Diagnostik alleine nicht zu klären. In diesen Fällen muß eine Histologie erhalten werden.

Tabelle 5. Differentialdiagnose bei Verdacht auf Myelokompression durch Metastasen

– Meningeosis carcinomatosa
– intramedulläre Metastasen
– Myelopathie/Neuropathie
– nichtneoplastische spinale Raumforderungen
  (z.B. Spinalstenose, Bandscheibenvorfall, Spondylitis)

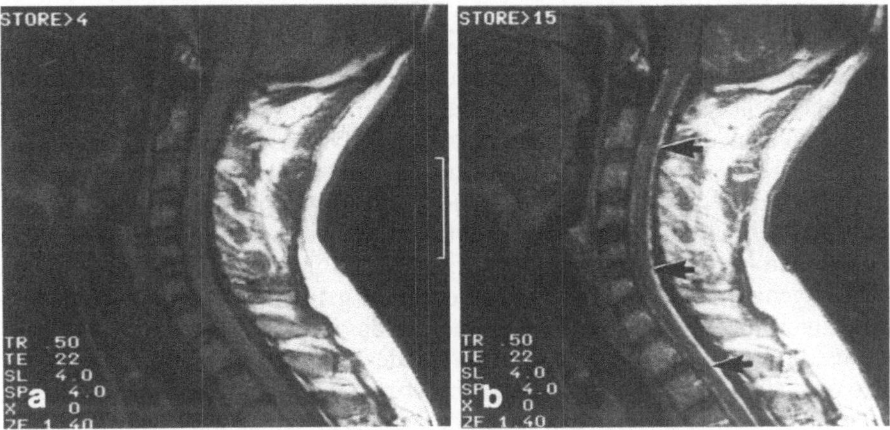

Abb. 5a,b. Magnetresonanztomogramm bei ausgeprägter Meningeosis carcinomatosa vor (a) und nach KM-Anhebung durch Gd-DTPA (b). Die Oberfläche des Rückenmarks – wie auch des Gehirns – wird nach KM-Gabe von einem signalreichen Band eingehüllt. (1.5 Tesla; Spin-Echo 500/22)

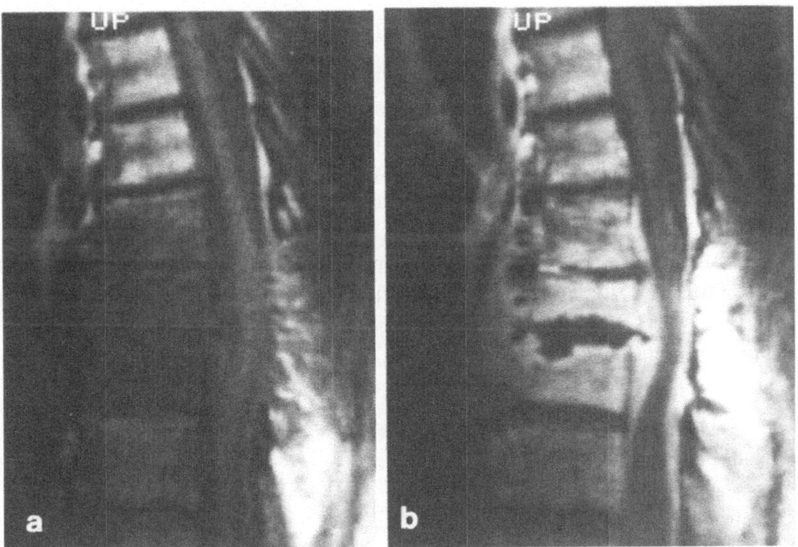

Abb. 6a,b. Magnetresonanztomogram einer Wirbeldestruktion mit ausgedehnter epiduraler Raumforderung bei Spondylitis vor (a) und nach Gd-DTPA (b). Weniger typische Bilder können differentialdiagnostische Probleme zu metastatischen spinalen Raumforderungen aufwerfen. (1.5 Tesla; Spin-Echo 400/15)

Umfangreichere, insbesondere methodenvergleichende Studien zur Nachweisgenauigkeit bei Verdacht auf raumfordernde spinale Metastasen liegen nur in ganz geringer Zahl vor [1, 2, 4]. Die eigenen Erfahrungen stützen sich auf ein uneinheitliches Krankengut der letzten Jahre und sind aus methodischen Gründen zahlenmäßig noch nicht auswertbar. Die Bestimmung der diagnostischen Wertigkeit von CT, Myelographie und MRT wird gegenwärtig vor allem dadurch eingeschränkt, daß die MR-Technologie sich noch immer in so rascher technischer Entwicklung befindet, daß die mit diesem Verfahren ermittelten Ergebnisse immer nur kurzzeitig Gültigkeit haben. Insofern ist die von Hagenau et al. [2] als Ergebnis ihrer Studie getroffene Feststellung, daß die Myelographie für sich alleine genommen als das noch überlegene Nachweisverfahren zu betrachten sei, heute sicher wieder in Frage zu stellen.

Wie aus den zuvor diskutierten Vor- und Nachteilen der einzelnen Verfahren ersichtlich, hat der Methodenvergleich jedoch auch sehr pragmatische Gesichtspunkte zu berücksichtigen. Hierzu gehört vor allem, inwieweit eine Untersuchungsmethode routinemäßig und vor allem auch als Notfalldiagnostik anwendbar ist. Hier liegen die derzeit größten Einschränkungen für den Einsatz der MRT als primäre Untersuchungsmodalität.

Schlußfolgerung

Als Resultat der diskutierten Vor- und Nachteile jeder Technik schlagen wir das in Abb. 7 aufgezeigte diagnostische Prozedere vor. Bei Verdacht auf Myelokompression im Zusammenhang mit einem metastasierendem Mammakarzinom ist nach dem Nativröntgen (und ggf. Knochenszintigramm) die Myelographie – wenn erforderlich mit nachfolgendem Myelo-CT – gegenwärtig noch die Methode der Wahl. Dies gilt insbesondere dann, wenn eine sichere Höhenlokalisation nicht besteht und ein rasch fortschreitender Querschnitt eine schnelle Diagnostik erforderlich macht. Ist die Magnetresonanztomographie als Notfalluntersuchung verfügbar und zumindest die ungefähre Höhe der Myelokompression bekannt, kann dieses Verfahren als Alternative primär

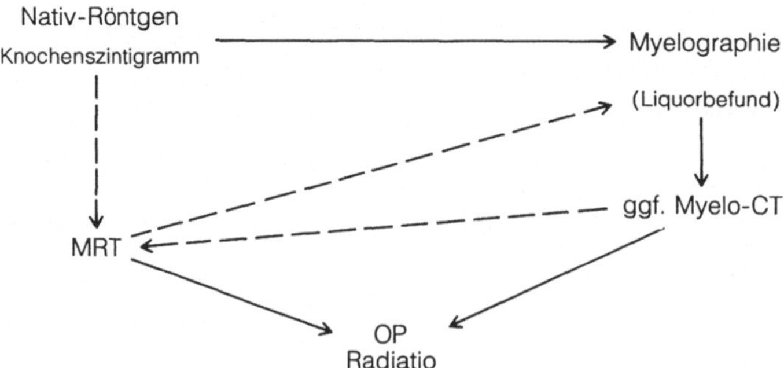

Abb. 7. Diagnostisches Vorgehen bei spinalen Metastasen mit neurologischer Symptomatik

eingesetzt werden. Mit zunehmender Verfügbarkeit und weiterer Verbesserung dieser Technik (Eliminierung von Liquorpulsationsartefakten, schnellere Datenerfassung) wird die MRT für die Zukunft die Methode der Wahl darstellen. Ergibt die MRT einschließlich gadolinium-angehobener Schichten einen unauffälligen Befund, sollte zur weiteren Beurteilung des Liquorraumes eine Liquorpunktion erfolgen. Solange die diagnostische Wertigkeit der MRT für kleinere Tumorabsiedlungen im Liquorraum noch nicht abschließend geklärt ist, sollte an die Lumbalpunktion eine Myelographie mit Myelo-CT angeschlossen werden. Umgekehrt ist bei klinischer Querschnittsymptomatik und unauffälliger Myelographie eine nachfolgende Kernspintomographie indiziert, um intramedulläre Metastasen nachweisen zu können.

Literatur

1. Bernat JL, Greenberg ER, Barret J (1983) Suspected epidural compression of the spinal cord and cauda equina by metastatic carcinoma. Clinical diagnosis and survival. Cancer 51:1953–1957
2. Hagenau E, Grosh W, Currie M, Wiley RG (1987) Comparison of spinal magnetic resonance imaging and myelography in cancer patients. J Clin Oncol 5:1663–1669
3. Hollis PH, Malis LJ, Zapulla RA (1986) Neurological deterioration after lumbar puncture below complete spinal subarachnoid block. J Neurosurg 64:253–256
4. Rodichok LD, Ruckdeschel JC, Harper GR, Cooper G, Prevosti L, Fernando L, Baxter DH (1986) Early detection and treatment of spinal epidural metastases: the role of myelography. Ann Neurol 20:296–302
5. Thron A (1989) Vascular anatomy of the spinal cord. Neuroradiological investigations and clinical syndromes. Springer, Wien New York

Liquorbefunde bei ZNS-Metastasen des Mammakarzinoms

H. W. Kölmel

Einleitung

Liquorbefunde bei intrakraniellen und -spinalen Metastasen des Mammakarzinoms sind abhängig von ihrer Größe, vom Grad ihrer Malignität, v.a. aber von der Lokalisation dieser Metastasen. Es ist keine Frage, daß Metastasen im ossären Kranium oder in der Wirbelsäule oder auch Metastasen in der Dura, pathologisch-anatomisch ein durchaus gewöhnlicher Befund, keine Liquorveränderungen bewirken, es sei denn, es kommt durch diese Tumoren zu einer Zirkulationsstörung des Liquors. Nach der Autopsiestudie von Tsukada et al. [11] sind über ein Viertel der zentralnervösen Metastasen allein in der kranialen Dura zu erwarten, werden also keine Veränderungen des Liquors hervorgerufen.

Der Liquor verändert sich in seiner Zusammensetzung erst – dies dafür aber fast regelmäßig –, wenn die Filiae im Hirnparenchym – je näher dem Liquorraum desto eher – oder in der Pia oder Leptomeninx sitzen. Dabei unterscheiden wir zwischen wenig spezifischen Befunden, wie etwa der Liquorglukose, und hoch spezifischen, wie etwa dem Nachweis von malignen Zellen.

Die im folgenden erwähnten Befunde beziehen sich auf die Auswertung der Liquores von 19 Patientinnen, bei denen durch zytologische, bioptische oder autoptische Befunde oder durch bildgebende Verfahren zerebrale oder meningeale Metastasen eines Mammakarzinoms nachgewiesen worden waren. Zunächst soll auf die Ergebnisse der in den meisten Labors üblichen Untersuchungen des Liquors eingegangen werden: der Zellzahl, dem Eiweiß, der Glukose und dem Laktat. Allen diesen Befunden wurde bisher unterschiedliche Bedeutung beigemessen, nach unserer Erfahrung ist sie, was Diagnose und Therapie der Erkrankung anbetrifft, nicht allzu hoch einzuschätzen. Anschließend werden spezifische Befunde wie die humoralen und zellulären Tumormarker und die Zytologie diskutiert.

Zellzahl

Die Zellzahl ist in etwa einem Fünftel der Fälle normal zu erwarten, also nicht höher als 5 pro cmm. 15 von unseren 19 Patientinnen mit zerebralem oder meningealem Befall wiesen eine erhöhte Zellzahl auf (Abb. 1). Der höchste

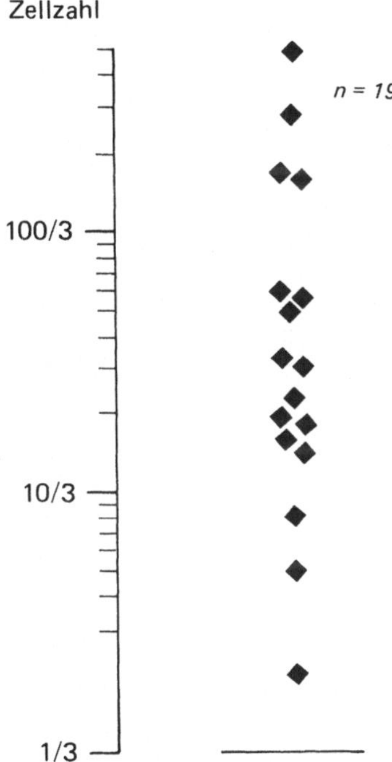

Abb. 1. Zusammenstellung der Zellzahlen im Liquor cerebrospinalis bei 19 Fällen von Meningeosis durch Mammakarzinom

Wert lag bei knapp 500/3 Zellen. Vergleicht man mit den Zellzahlen bei Metastasen anderer Karzinome, so ergeben sich hier keine Unterschiede. Nur wenn es sich um die zentralnervöse Metastasierung von Leukämien und Lymphomen handelt, kann die Zellzahl höhere Werte, dann auch über 1000/3, erreichen.

Inwieweit die Höhe der Zellzahl etwas zur Diagnose, Prognose oder Therapie aussagen kann, wurde nicht systematisch untersucht. Es ist anzunehmen, daß mit steigender Zellzahl auch die Zahl der Tumorzellen ansteigt, was möglicherweise ein ungünstiges Zeichen ist. Die entscheidenden Befunde liefert hier aber die zytologische Differenzierung, auf die am Ende dieser Arbeit eingegangen werden soll.

Eiweiß

Der Eiweißerhöhung im Liquor messen Wasserstrom et al. [15] eine erhebliche, Yap et al. [18] eine unwesentliche Bedeutung bei. Nach unseren und anderen Untersuchungen findet man sie immerhin in etwa 4 Fünftel der Fälle. Bei 14 Patienten konnten wir Eiweißbestimmungen durchführen. In 2 Fällen war das Ergebnis normal, in 2 weiteren grenzwertig und bei dem Rest teils mäßig, teils aber auch exzessiv erhöht, ohne daß in diesen Fällen ein Liquorstop vorgelegen hätte. Der Mittelwert lag bei 228 mg/dl (Abb. 2). Die Eiweißerhöhung ist in der

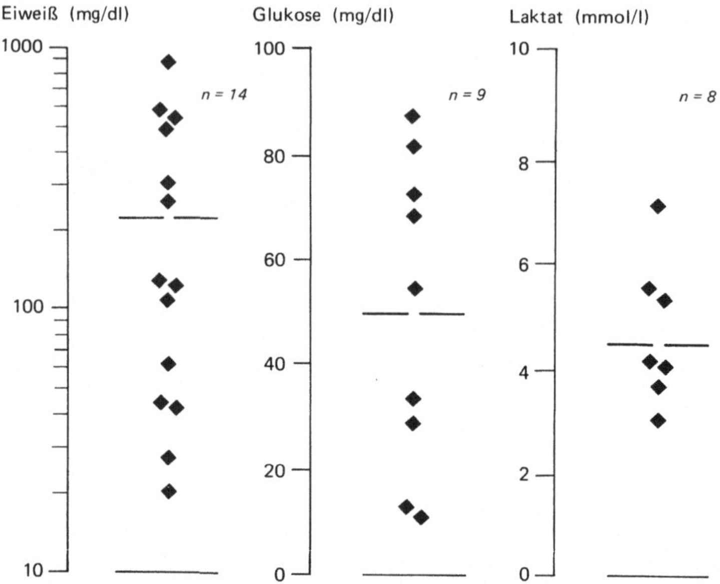

Abb. 2. Synopsis der Befunde von Gesamteiweiß, Glukose und Laktat bei Meningeosis durch Mammakarzinom

Regel auf die gestörte Blut-Liquorschranke zurückzuführen. Zunächst wird man erwarten – und das konnte auch experimentell nachgewiesen werden [9] –, daß diese Schrankenstörung durch das Tumorwachstum hervorgerufen wurde [6]. Aus klinischer Sicht kann aber in vielen Fällen nicht mehr differenziert werden, inwieweit die Schrankenstörung, bei der Eiweiß ungehindert vom Blut in das Liquorkompartiment eindringt, allein durch den Tumor, durch die zytostatische, etwa intrathekale Therapie oder durch die Bestrahlung des Neurokraniums hervorgerufen worden ist. In jedem Fall kann der zunehmende Eiweißgehalt im Liquor eher als prognostisch ungünstiges Zeichen gewertet werden. Wir konnten in keinem Fall beobachten, daß sich, wenn eine Eiweißerhöhung einmal eingetreten war, im Laufe der Therapie eine Verbesserung dieses Befundes ergeben hätte. Wenn man davon ausgeht, daß erhöhtes Liquoreiweiß auf eine Störung der Schrankenfunktion, gleich welcher Ursache, hinweist, so bedarf dieser Befund während des therapeutischen Vorgehens unbedingt der Beachtung. Systemisch gegebene Zytostatika werden bei gestörter Schrankenfunktion einen u. U. weitaus höheren Liquorspiegel erreichen, als dies bei ungestörter Schrankenfunktion der Fall wäre. Umgekehrt werden intrathekal gegebene Zytostatika bei gestörter Schrankenfunktion schneller aus dem Liquorkompartiment entweichen.

In seltenen Fällen rekrutiert sich ein geringer Prozentsatz des Gesamteiweißes aus einer liquor-autochthonen Produktion, die von Plasmazellen stammt. Hier handelt es sich um eine Reaktion des Immunsystems auf die Tumorinvasion, entweder auf die Tumorzellen selbst oder auf bestimmte Antigene.

Entsprechend finden wir bei der Eiweißauftrennung oligoklonale Banden im basischen Bereich [8]. Die Interpretation solcher Befunde steht noch aus, auch ist durch vergleichende Längsschnittuntersuchungen nicht geklärt, welcher prognostische Wert solcher IgG-Produktion zukommt. Man kann vermuten, daß es sich eher um eine protektive, also um eine tumorzerstörende Reaktion des Körpers handelt [16].

Glukose

Dem Glukosewert im Liquor wird allgemein besondere diagnostische Bedeutung beigemessen. Man erwartet einen erniedrigten Glukosewert, und erklärt sich diese Erniedrigung durch den vermehrten Glukoseverbrauch der Tumorzellen. Nun war aber der Glukosewert bei über der Hälfte der 9 Patienten, bei denen er von uns bestimmt werden konnte, normal. In einem Fall grenzwertig und nur in 3 Fällen erkennbar erniedrigt. Der Mittelwert bewegte sich noch im Normalbereich. Einen sicheren Zusammenhang zwischen erhöhter Zellzahl und erniedrigtem Zucker, läßt sich aus unseren Werten nicht erkennen (Abb. 2). Es ist deshalb notwendig, den Tumorzellanteil an der Gesamtzellzahl zu kennen, da nur er für den gesteigerten Glukoseverbrauch verantwortlich gemacht werden kann. Ist der Tumorzellanteil gering, der Glukosewert aber dennoch niedrig, so muß man annehmen, daß die Erniedrigung durch solide Metastasen hervorgerufen wurde, welche möglicherweise nahe der Leptomeninx liegen. Vergleicht man die Glukosewerte bei Mammakarzinomen mit denen bei anderen Karzinomen, so ergeben sich keine Unterschiede.

Laktat

Erhöhte Laktatspiegel treten dort auf, wo anaerobe Glykolyse notwendig wird. Im Liquor vermittelt der Laktatwert einen besonders guten Einblick in die erhöhte anaerobe Glykolyse, weil die Blut-Liquorschranke für Laktat relativ dicht ist, es also über einen längeren Zeitpunkt zu einer Erhöhung kommen kann, ohne daß ein Abbau oder ein Abfluß in das Blut möglich ist.

Das ist v.a. bei den bakteriellen Meningitiden der Fall. Wir konnten außerdem nachweisen, daß die Höhe des Laktatspiegels in direkter Beziehung zur Zellzahl steht, je höher diese Zellzahl, desto höher auch der Laktatspiegel [7]. Der Laktatspiegel erhöht sich normalerweise erst bei einer Zellzahl, die über 1000/3 liegt. Zellzahlen über 1000/3 rekrutieren sich zunehmend aus Granulozyten. Und entsprechend zeigt sich, daß in entzündlichem Liquor die Laktaterhöhung vornehmlich durch die anaerobe Glykolyse im Granulozytenstoffwechsel hervorgerufen wird.

Der Laktatspiegel konnte bei 8 unserer Patienten bestimmt werden und war in allen Fällen pathologisch erhöht (Abb. 2). Er erweist sich damit wesentlich sensitiver als der zuvor genannte Glukosespiegel. Der Mittelwert wies

4,5 mmol/l auf, was eine Erhöhung um das Doppelte der Norm bedeutet. Da Granulozyten im Liquor bei Meningeosis carcinomatosa keine Rolle spielen, kann eine Laktaterhöhung auch nicht wie üblich durch den Granulozytenstoffwechsel erklärt werden. Die Erhöhung muß auf eine gesteigerte Umsatzrate der Tumorzellen hinweisen, welche anaerobe Glykolyse notwendig macht. Sie ist damit ein ungefähres Maß für den Umfang des Karzinomanteils im ZNS. Steigen die Werte im Laufe einer Beobachtung an, so kann dies als ein prognostisch schlechtes Zeichen gewertet werden.

Humorale Tumormarker

Auf die Möglichkeit, humorale Tumormarker im Liquor zu bestimmen und diagnostisch zu nutzen, wurde mehrfach hingewiesen [5, 12,13], die Anregung bisher aber kaum aufgenommen. Dies mag daran liegen, daß diese Gruppe der Tumormarker recht heterogen ist und hochspezifische Marker nur für solche Tumoren bekannt sind, die ausgesprochen selten in das ZNS metastasieren (Hoden-, Leberzellkarzinom). Es ist unseres Wissens auch unsicher, inwieweit die bisher eingesetzten Tumormarker liquorgängig sind, d. h. auch dann auftauchen, wenn gar keine ZNS-Metastasen vorliegen. Wenn die Blut-Liquor-Schranke nicht beeinträchtigt ist, erfolgt in der Regel keine freie Liquorpassage. Jedenfalls wurde keine nennenswerte Erhöhung einzelner Tumormarker gefunden, selbst wenn die Metastasen im Hirnparenchym lagen. Ihre Erhöhung kann damit nur bei liquornaher parenchymatöser oder leptomeningealer Metastasierung erwartet werden, was ihren diagnostischen Wert begrenzt.

Im einzelnen wurde die Sensitivität und Spezifität von Beta-Glukuronidase, $Beta_2$-Mikroglobulin, dem karzinoembryogenen Antigen und der Laktatdehydrogenase untersucht [13]. Handelt es sich um eine leptomeningeale Metastasierung, so erweisen sich v. a. die Beta-Glukuronidase und die LDH als sensitiv (über 90% positiv). Liegt eine parenchymatöse Metastasierung vor, so sinkt die Sensitivität allerdings bis unter 10%, liegt also in ihrer Sensitivität schlechter als die Liquorzytologie in solchen Fällen. Die Sensitivität des für Mammakarzinome besonders spezifischen karzinoembryogenen Antigens liegt bei etwa 60% und damit ebenfalls nicht besser als jene der Liquorzytologie. Am zuverlässigsten sollen die Aussagen werden, wenn man die beiden Tests Beta-Glukuronidase und Laktat-Dehydrogenase gemeinsam durchführt. Laktat-Dehydrogenase ist allerdings bei allen anderen Metastasen ebenfalls erhöht [12]. Beide Marker können als Hinweis für die Effektivität der eingeschlagenen Therapie genutzt werden.

Zytologie

Den Zellbefunden kommt in der Liquordiagnostik der ZNS-Metastasen bisher die größte Bedeutung zu. Allerdings ist die Sensitivität solcher Zellpräparate nicht nur vom Sitz des Tumors, sondern ebenso von der Qualität der Präparation abhängig. Auch der Ort der Liquorpunktion soll von Bedeutung sein. Am ehesten wird man vom lumbal entnommenen Liquor den Nachweis maligner Zellen erwarten können. Sorgfältige Präparation vorausgesetzt, finden sich in 25 % aller parenchymatösen, und in 60–80 % aller leptomeningealen Metastasen maligne Zellen im Liquorsediment [4]. Manche Autoren kamen auch zu niedrigerer Sensitivität der Zytologie [10]. Wir haben in allen Fällen, in denen klinisch und autoptisch die Diagnose einer Meningeosis carcinomatosa gestellt worden war, Tumorzellen im Liquor finden können. Während die Suche nach solchen Zellen gelegentlich mühsam sein kann, gelingt die Identifizierung um so einfacher. Manchmal genügt der Nachweis nur einer einzigen Zelle mit den entsprechenden Malignitätskriterien, um die richtige Diagnose stellen zu können.

Es wurden Versuche angestellt, über Zytomorphometrie die Herkunft des Tumors, speziell des Mammakarzinoms zu bestimmen [14]. Aus dem Zellbefund allein die Artdiagnose stellen zu wollen, übersteigt aber in den meisten Fällen die Möglichkeiten der Zytologie. In der Regel ist, speziell was das Mammakarzinom anbelangt, die Diagnose bekannt, muß also nicht mehr aus dem Liquor allein gestellt werden. Nur bei 2 von unseren 19 Patientinnen war die Diagnose bis zum Auffinden der malignen Zellen im Liquor nicht bekannt. Gelegentlich ist es möglich, anhand zytologischer Merkmale auf den Entstehungsort des Mammakarzinoms rückzuschließen [1, 3]. So weisen dichte Zellverbände auf duktale Karzinome hin, Einzelzellen sind hier eher selten

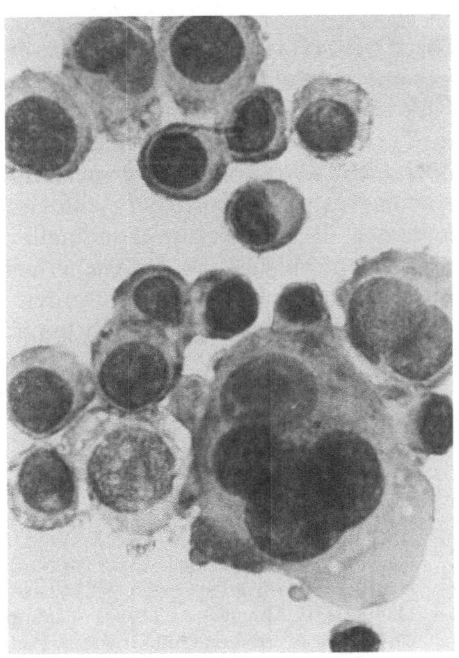

Abb. 3. Liquorzellbefund bei Mammakarzinom vom duktalen Typ. Gruppe von teils locker zusammenliegenden, teils eng verbundenen Tumorzellen

(Abb. 3). Tandem- oder auch Drüsenformation der Zellverbände ist typisch. Beim lobulären Karzinom beobachtet man überwiegend Einzelzellen. Hier fallen deren enormen Größenunterschiede auf. Die Kern-Zytoplasma-Relation ist auffälliger verschoben als bei den Zellen des duktalen Karzinoms.

Über immunzytologische Untersuchungen an malignen Zellen solider Metastasen liegen bisher kaum Befunde vor, was wohl mit der Besonderheit des Liquors zusammenhängt. Es ist die Frage, was mit solchen Zellmarkern über die Routinezytologie hinaus an Information gewonnen werden kann. In jedem Fall sollte man einen möglichst sicheren Antikörper wählen, da es sich um den Nachweis von fast ausnahmslos stark entdifferenzierten Zellen handelt. Die meisten Erfahrungen liegen mit dem immunzytologischen Nachweis von Zytokeratin vor. Man benutzt am besten ein Weit-Spektrum-Antikeratin, um möglichst auch die stark entdifferenzierten Zellen mit geringer Zytokeratinproduktion zu erfassen. Die Ergebnisse aus anderen Körperflüssigkeiten werden unterschiedlich mitgeteilt. Von 3 Liquores mit Zellen eines Mammakarzinoms reagierten nur in einem Falle Zellen positiv auf Zytokeratin. Boogerd et al. [2] haben ihre Erfahrungen mit der immunologischen Differenzierung von Tumorzellen im Liquor mitgeteilt. Sie verwendeten 7 verschiedene Antikörper. Trotz des gewaltigen Einsatzes, konnte die Treffsicherheit gegenüber der konventionellen Liquorzytologie nur um wenige Prozent erhöht werden. Es bleiben deshalb andere Erwartungen an diese Methoden geknüpft, die etwa die Wahl der Therapie und deren Erfolg betreffen.

Zusammenfassung

Bei ZNS-Metastasen des Mammakarzinoms kommt Veränderungen des Gesamteiweißes und der Glukose im Liquor keine nennenswerte diagnostische Bedeutung zu. Die Erhöhung des Laktatspiegels im Liquor kann auf verstärktes Tumorwachstum hinweisen. Der diagnostische Wert der Tumormarker ist noch nicht ausreichend untersucht. Eine Liquorpleozytose ist erst dann von Aussagekraft, wenn auch der zytologische Befund bekannt ist. Die Liquorzytologie steht diagnostisch an erster Stelle. Durch immunzytologische Differenzierung konnte bisher die Treffsicherheit der konventionellen Liquorzytologie nur unwesentlich verbessert werden. Ihre Wertigkeit, was die Wahl der Therapie und die Prognose anbelangt, ist noch unbekannt.

Literatur

1. Ashton PR, Hollingsworth AS, Johnston WW (1975) The cytopathology of metastatic breast cancer. Acta Cytol 19:1–6
2. Boogerd W, Vroom THM, Heerde P van, Brutel de la Rivière G, Peterse JL, Sande JJ van der (1988) CSF cytology versus immuncytochemistry in meningeal carcinomatosis. J Neurol Neurosurg Psychiatry 51:142–145
3. Danner DE, Gmelich JT (1975) A comparative study of tumor cells from metastatic carcinoma of the breast in effusions. Acta Cytol 19:509–518

4. Glass PJ, Melamed M, Chernik NL, Posner JB (1979) Malignant cells in cerebrospinal fluid (CSF): The meaning of a positive CSF cytology. Neurology 29:1369–1375
5. Jacobi C, Reiber H, Felgenhauer K (1986) The clinical relevance of locally produced carcinoembryonic antigen in cerebrospinal fluid. J Neurol 233:358
6. Jamshidi J, Yoshimine T, Ushio Y, Hayakawa T, Morimoto K, Mogami H (1987) Pathology of brain parenchyma in meningeal carcinomatosis: Immunhistochemical study with astroprotein (GFAP) and tubulin. J Neurooncol 5:65–71
7. Kölmel HW, Maravic M von (1988) Correlation of lactic acid level, cell count and cytology in cerebrospinal fluid of patients with bacterial and non-bacterial meningitis. Acta Neurol Scand 78:6–9
8. Schabet M, Kloeter I, Meier D, Adam T (1986) Entzündliche Liquorveränderungen bei Patienten mit Meningeosis carcinomatosa. In: Kölmel HW (Hrsg) Zytologie des Liquor cerebrospinalis in Klinik und Forschung. Edition Medizin, Weinheim, S 189–191
9. Siegal T, Sandbank U, Gabizon A, Siegal T, Mizrachi R, Ben-David E, Catane R (1987) Alteration of blood-brain-CSF barrier in experimental meningeal carcinomatosis. J Neurooncol 4:233–242
10. Sorensen SC, Eagan RT, Scott M (1984) Meningeal carcinomatosis in patients with primary breast or lung cancer. Mayo Clin Proc 59:91–94
11. Tsukada Y, Fouad A, Pickren JW, Lane WW (1983) Central nervous system metastasis from breast carcinoma. Cancer 52:2349–2354
12. Twijnstra A, Zanten AP van, Hart AAM, Ongerboer de Visser BW (1987) Serial lumbar and ventricle cerebrospinal fluid lactate dehydrogenase activities in patients with leptomeningeal metastases from solid and haematological tumours. J Neurol Neurosurg Psychiatry 50:313–320
13. Twijnstra A, Zanten AP van, Nooyen WJ, Ongerboer de Visser BW (1986) Sensitivity and specificity of single and combined tumour markers in the diagnosis of leptomeningeal metastasis from breast cancer. J Neurol Neurosurg Psychiatry 49:1246–1250
14. Wallace RM, Bigner SH, Johnston WW (1982) Metastatic breast carcinoma in cerebrospinal fluid. A cytomorphometric study. Acta Cytol 26:787–792
15. Wasserstrom WR, Glass JP, Posner JB (1982) Diagnosis and treatment of leptomeningeal metastases from solid tumors. Cancer 49:759–772
16. Wiehler S, Poburski R (1988) Meningiosis neoplastica – Klinik und Therapie. Nervenarzt 59:260–266
17. Yap BS, Yap HY, Fritsche WA, Blumenschein G, Bodey GP (1980) CSF carcinoembryonic antigen in meningeal carcinomatosis from breast cancer. JAMA 244:1601
18. Yap HY, Yap BS, Tashima CK, DiStefano A, Blumenschein GR (1978) Meningeal carcinomatosis in breast cancer. Cancer 42:283–286

III. Therapie der Hirnmetastasen des Mammakarzinoms

Gibt es eine Indikation zur Operation von Hirnmetastasen des Mammakarzinoms?

E. H. Grote und J. Zentner

Die Bedeutung von Hirnmetastasen in diagnostischer und therapeutischer Hinsicht kommt zum Ausdruck, wenn man bedenkt, daß deren Inzidenz mit zunehmender Lebenserwartung des Tumorträgers durch Erweiterung des therapeutischen Spektrums inwischen bei 3 bis 12/100000 der Bevölkerung/Jahr liegt und damit in der Nähe der primären Hirntumoren rückt, deren Inzidenz mit 7 bis 15/100000 angegeben wird [12]. Der Häufigkeit nach rangieren Hirnmetastasen des Mammakarzinoms mit 20% bereits an zweiter Stelle nach dem Bronchialkarzinom [3, 8, 16]. In Autopsieserien werden zentralnervöse Metastasen beim Mammakarzinom in 15–30% der Fälle beobachtet [6, 14], wobei infratentorielle Metastasen fast ebenso häufig sind wie supratentorielle [22] und 40–50% der Metastasen solitär auftreten [10].

Die Behandlungsstrategie von Hirnmetastasen des Mammakarzinoms muß vor dem Hintergrund des Spontanverlaufs der Erkrankung sowie des Metastasierungsprozesses erörtert werden. Unbehandelt liegt die mittlere Überlebenszeit beim Mammakarzinom nach Auftreten von Hirnmetastasen bei 1–2 Monaten [7, 22]. Hinsichtlich des Metastasierungsprozesses des Mammakarzinoms ist bekannt, daß die Frequenz zerebraler Metastasen wesentlich geringer ist als die viszeraler [22]. Das mittlere zeitliche Intervall bis zum Auftreten von Hirnmetastasen liegt bei 30 Monaten [23]. Dies bedeutet, daß das Mammakarzinom erst spät zerebral metastasiert. Zum Zeitpunkt des Auftretens von Hirnmetastasen liegen bereits bei 85% der Patienten klinisch manifeste extrazerebrale Tumorabsiedlungen vor [7]. Daraus ergibt sich, daß der entscheidende lebensbegrenzende Faktor beim Mammakarzinom in der Regel nicht die zerebrale Metastasierung, sondern die Progression der systemischen Erkrankung ist [4, 15]. Nur 15% der Metastasenträger versterben an den Folgen zerebraler, 85% dagegen an den Folgen systemischer Tumorabsiedlungen [22].

Zweifellos verlangt der ungünstige Spontanverlauf des zerebral metastasierenden Mammakarzinoms ein aktives therapeutisches Vorgehen, und hierbei ist in erster Linie der Neurochirurg angesprochen. Aus neurochirurgischer Sicht sind die meisten Metastasen operabel, wenn man von der selteneren Lokalisation in den Stammganglien oder im Hirnstamm absieht. Auch eine Lage in einer funktionell wichtigen Zone wie der Sprach- oder Zentralregion stellt keine Kontraindikation für ein operatives Vorgehen dar, da die Funktion unter mikrochirurgischer Technik in aller Regel erhalten werden kann. Da allerdings die Progression der Grunderkrankung für das weitere Schicksal des Patienten von entscheidender Bedeutung ist, kann eine isolierte Betrachtung der zerebralen Metastasierung nicht sinnvoll sein [19]. Dementsprechend erscheint es auch nicht angebracht, generell eine Maximaltherapie unter Einsatz aller zur Verfügung stehender Möglichkeiten wie Operation, Strahlentherapie, Hormontherapie und Chemotherapie durchzuführen. In der Vergangenheit hat sich gezeigt, daß damit – insgesamt betrachtet – eine Verlängerung der Überlebenszeit von oft nur wenigen Monaten erreicht werden konnte [2, 4, 7, 11, 15, 17, 20, 24]. Eine interdisziplinäre Zusammenarbeit in einem Tumorzentrum ist erforderlich, deren Aufgabe es zunächst sein muß, die Tumorerkrankung in ihrem ganzen Ausmaß zu erfassen. Hierzu gehören neben laborchemischen Analysen ein eingehendes Tumor-Staging mit Röntgenuntersuchung des Thorax, sonographischer und evtl. computertomographischer Abklärung der inneren Organe sowie Skelettszintigraphie. Entsprechend den daraus resultierenden Befunden müssen dann die verschiedenen therapeutischen Möglichkeiten optimal koordiniert werden. Es kann also nicht darum gehen, dem Patienten eine maximal mögliche, sondern eine individuell sinnvolle Therapie anzubieten, die ihm unter größtmöglicher Schonung ein Maximum an verbleibender Lebensqualität sichern soll. Nur im Rahmen dieser interdisziplinären Maßnahmen kann auch der Stellenwert der neurochirurgischen Behandlung gesehen und definiert werden.

Grundsätzlich gilt, daß eine zentralnervöse Metastasierung beim Mammakarzinom nicht zwangsweise eine infauste Prognose bedeutet [5]. Prognostisch günstig anzusehen ist das Auftreten einer operablen solitären Hirnmetastase bei Fehlen einer viszeralen Metastasierung – dies stellt allerdings die Ausnahme dar – und gutem Allgemeinzustand [5, 7], ferner das Vorhandensein von Östrogenrezeptoren im Tumor [25] sowie ein langes krankheitsfreies Intervall zwischen Diagnose des Primärtumors und Manifestation der Hirnmetastase [13]. In diesem Fall sollte die Hirnmetastase immer operativ angegangen werden, gefolgt von einer kombinierten Strahlen- und Hormontherapie. Nicht selten werden damit Überlebenszeiten von mehreren Jahren erreicht [1], u. U. sogar eine vollständige Heilung. Dasselbe gilt, wenn der Primärtumor nicht bekannt ist. Die chirurgische Behandlung kann in diesen Fällen eine wesentliche Rolle in der Kontrolle der Erkrankung spielen [2]. Auch eine Hirnlappenresektion einschließlich der Metastase kann sinnvoll sein, wenn der klinische Zustand mit Wahrscheinlichkeit auf den raumfordernden Prozeß mit Massenverschiebung zurückzuführen ist. Ist eine solitäre Hirnmetastase weniger günstig im Bereich der Stammganglien oder des Hirnstamms lokalisiert, oder handelt es sich um multiple zerebrale Metastasen, so empfiehlt sich eine stereotaktische Biopsie zur Sicherung der Diagnose mit nachfolgender Strahlen- und evtl. Hormontherapie. Nur ausnahmsweise ist eine chirurgische Behandlung bei Vorliegen zweier oder mehrerer Metastasen gerechtfertigt, und zwar dann, wenn alle Metastasen von demselben Zugang aus erreicht und entfernt werden können, oder wenn durch Beseitigung einer Massenverschiebung die drohende Einklemmung verhindert wird, selbst für den Fall, daß eine weitere kleinere Metastase verbleibt.

Liegt dagegen zum Zeitpunkt der Diagnostik zerebraler Tumorabsiedlungen – wie es die Regel ist – bereits eine systemische Metastasierung vor, so muß die Progression der Erkrankung interdisziplinär gründlich erörtert werden. Kurzes krankheitsfreies Intervall zwischen Diagnose des Primärtumors und Auftreten der zerebralen Metastasierung sowie ausgedehnte viszerale Tumorabsiedlungen deuten auf eine rasche Progression der Erkrankung hin und sind prognostisch ungünstig [4, 9, 13, 17]. In diesen Fällen sollte die Hirnmetastase nur dann operativ angegangen werden, wenn sie die unmittelbar lebensbedrohliche Läsion darstellt, und wenn die Aktivität der systemischen Erkrankung ein mindestens halbjähriges Überleben in klinisch gutem Zustand erwarten läßt. Steht die systemische Erkrankung ganz im Vordergrund und ist aufgrund der raschen Progression nur eine Überlebenszeit im Bereich weniger Monate zu erwarten, so sollte von operativen Maßnahmen gänzlich Abstand genommen werden. Allenfalls kann hier die palliative Anlage eines Shuntsystems indiziert sein, wenn eine infratentorielle Metastase zu einem Verschlußhydrozephalus geführt hat.

Die zusätzliche Chemotherapie hat in der Behandlung von Hirnmetastasen des Mammakarzinoms bislang keine überzeugenden Resultate geliefert [18, 24]. Eine Chemotherapie kann daher nur indiziert sein, wenn damit eine vorübergehende Kontrolle der systemischen Erkrankung zu erwarten ist. Kortikosteroide sind als adjuvante Maßnahme durchaus sinnvoll, zumal sie in der Regel zu einer prompten Besserung der subjektiven und objektiven Symptome durch Reduktion des perifokalen Ödems führen, per se haben sie jedoch keinen Einfluß auf die Dauer der Remission [2, 4, 11].

Diese Therapieleitlinien, wie sie in Abb. 1 schematisch aufgeführt sind, können nur allgemeine Richtlinien darstellen. Eine Standardisierung der Behandlung kann nur mit Einschränkung gelten. Immer steht das individuelle

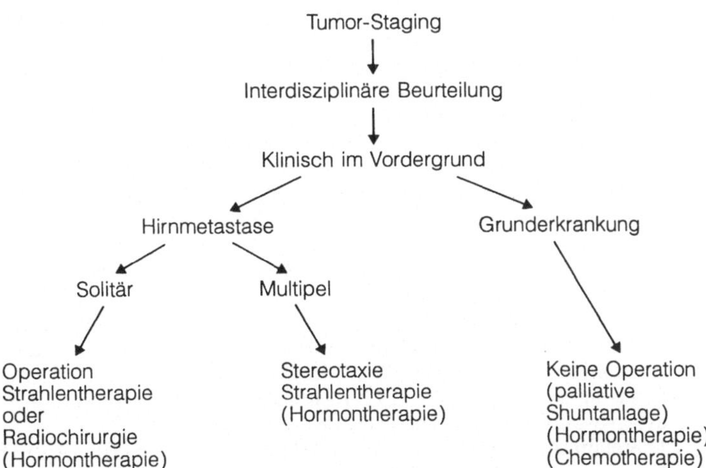

Abb. 1. Schematische Darstellung der Therapieleitlinien beim zerebral metastasierenden Mammakarzinom

Schicksal des Tumorträgers im Vordergrund, und entsprechend muß die Therapie individuell gestaltet und modifiziert werden.

Bei solitären Hirnmetastasen wird sich möglicherweise in Zukunft die Frage Operation und Strahlentherapie – für den Patienten bedeutet dies immer eine mehrwöchige Belastung – nicht mehr in der heutigen Form stellen. Für diese Metastasen kann in Zukunft die stereotaktische Radiochirurgie eingesetzt werden, die chirurgische Präzision mit radiologisch hochdosierter Einmaltherapie kombiniert. Inwieweit die Immunotherapie als zusätzliche Maßnahme geeignet ist, die Grunderkrankung besser zu kontrollieren, kann derzeit noch nicht entschieden werden.

Es bleibt zu hoffen, daß die vorliegende Arbeit dazu beitragen kann, den Stellenwert neurochirurgischer Maßnahmen in der Behandlung des zerebral metastasierenden Mammakarzinoms näher zu definieren. Weder resignierender Therapieverzicht noch operative Euphorie sind am Platz. Entscheidend ist eine realistische Einschätzung der Behandlungsmöglichkeiten vor dem Hintergrund der Tumorerkrankung in ihrer gesamten Tragweite. Eine kurative Zielsetzung ist nur dann gegeben, wenn eine operativ entfernbare Metastase das volle Ausmaß der Tumorerkrankung darstellt. Aber auch eine palliative Zielsetzung kann sinnvoll sein, wenn damit eine lebensbedrohende Raumforderung beseitigt oder ein quälendes Symptom gelindert werden kann [21]. Der effektivste Zugang zu dieser Problematik ist zweifellos die frühzeitige Erfassung des Primärtumors und damit die frühzeitige Kontrolle der Grunderkrankung. Nur damit erscheint eine entscheidende Verbesserung der Überlebenszeit und Heilungsrate aussichtsreich.

Literatur

1. Arnold H, Neuss M (1986) Operationsindikation und Behandlungsergebnisse bei Tumormetastasen des Gehirns. In: Schildberg FW (Hrsg) Chirurgische Behandlung von Tumormetastasen. Symposium, Kassel, 28. Febr. u. 1. März 1986. Bibliomed, Melsungen, S 245–255
1. Bloom HJG (1980) Intracranial secondary carcinomas and disseminated gliomas: Treatment and prognosis. In: Whitehouse JMA, Kay HEM (eds) CNS complications of malignant disease. University Park Press, Baltimore, pp 329–355
3. Borgelt B, Gelber R, Kramer S et al. (1980) The palliation of brain metastases: final results of the first two studies by the radiation therapy oncology group. Int J Rad Oncol Biol Phys 6:1–9
4. Caincross JG, Kim J-H, Posner JB (1980) Radiation therapy for brain metastases. Ann Neurol 7:529–541
5. Casimir M, Yap HY, DiStefano A, Hortobagyi GN, Blumenschein GR (1981) The influence of combined modality treatment on the survival of breast cancer patients with brain metastases. Proc Am Soc Clin Oncol 22:442
6. Cifuentes N, Pickren JW (1979) Metastases from carcinoma of mammary gland: An autopsy study. J Surg Oncol 11:193–205
7. DiStefano A, Yap HY, Hortobagyi GN, Blumenschein GR (1979) The natural history of breast cancer patients with brain metastases. Cancer 44:1913–1918
8. Falk W, Halama JM, Halama J (1985) Radioonkologische Überlegungen zur Therapie von Hirnmetastasen anhand von 140 eigenen Fällen. Strahlentherapie 161:13–22

9. Galicich JH, Sundaresan N, Thaler HT (1981) Surgical treatment of single brain metastases: Evaluation of results by computed tomography scanning. J Neurosurg 53:66–67
10. Gamache FW, Posner JB, Patterson RH (1982) Metastatic brain tumors. In: Youmans JR (ed) Neurological surgery, Vol 5. Saunders, Philadelphia, pp 2889–2898
11. Hendrickson FR (1977) The optimum shedule for palliative radiotheraphy for metastatic brain cancer. Int J Radiat Oncol Biol Phys 2:165
12. Jellinger K (1984) Häufigkeit und Charakteristik der zerebralen Karzinommetastasen. In: Heyden HW von, Krauseneck P (Hrsg) Hirnmetastasen. Aktuelle Onkologie, Bd 13. Zuckschwerdt, München
13. Kamby C, Soerensen PS (1988) Characteristics of patients with short and long survivals after detection of intracranial metastases from breast cancer. J Neurooncol 6:37–45
14. Mussner WA, Waver S (1971) Sites of metastasis at autopsy in pathology, Vol 1. Mosby, St. Louis. pp 529–561
15. Nisce LZ, Hilaris BS, Chu FC (1971) A review of experience with irradiation of brain metastases. Am J Roentgenol 3:329–333
16. Okazaki H (1983) Fundamentals of neuropathology. Igaku-Shoin, New York, p 250
17. Posner JB (1977) Management of central nervous system metastases. Sem Oncol 4:81–91
18. Posner JB, Shapiro WR (1976) The management of intracranial metastases. In: Morley TP (ed) Current controversies in neurosurgery. Saunders, Philadelphia, pp 356–366
19. Rosner D, Nemoto T, Lane W (1986) Chemotherapy induces regression of brain metastases in breast carcinoma. Cancer 58:832–839
20. Rosner D, Nemoto T, Pickren J, Lane W (1983) Management of brain metastases from breast cancer by combination chemotherapy. J Neurooncol 1:131–137
21. Schildberg FW (1986) Metastasenchirurgie – ein Ausblick. In: Schildberg FW (Hrsg) Chirurgische Behandlung von Tumormetastasen. Symposium, Kassel, 28. Febr. u. 1. März 1986. Bibliomed, Melsungen, S 295–297
22. Tsukada Y, Fouad A, Pickren JW, Lane W (1983) Central nervous system metastasis from breast carcinoma. Autopsy study. Cancer 52:2349–2354
23. West Y, Moore M (1980) Intracranial metastases: Behavioral patterns related to primary site and results of treatment by whole brain irradiation. Int J Radiat Oncol Biol Phys 6:11–15
24. Wilson CB, Yorke CH, Levin YA (1977) Intracranial malignant growth, primary and metastatic. Curr Probl Cancer 1:1–46
25. Zimm S, Wampler GL, Stablein D, Hazra T, Young HF (1981) Intracerebral metastases in solid-tumor patients. Cancer 48:384–394

Chirurgische Behandlung der Hirnmetastasen von Mammakarzinomen

M.-F. Chiang, M. Brock und K.-H. Rudolph

Einleitung

Die Hirnmetastasen gehören zu den gefürchteten Komplikationen des Mammakarzinoms [8, 29, 31, 32]. Die Hirnmetastasen von Mammakarzinomen werden heute wegen der Erfolge der Kombinationsbehandlung des Mammakarzinoms selbst und der damit verbundenen längeren Überlebenszeit häufiger gesehen als früher [24, 25, 26, 35, 36]. Trotz dieser Häufigkeitszunahme ist unser Wissen über die Ergebnisse der neurochirurgischen Behandlung der zerebralen Metastasen des Mammakarzinoms noch gering. Ziel dieser Arbeit ist, folgende Fragen zu untersuchen: Welche Charakteristika haben diese Patientinnen aus neurochirurgischer Sicht? Welchen Erfolg hat die operative Behandlung dieser zerebralen Metastasen? Was sind die Operationsindikationen und die prognostisch bedeutsamen Faktoren?

Patientengut und Methodik

Vom Januar 1977 bis zum Dezember 1988 (12 Jahre) wurden an der Neurochirurgischen Klinik im Universitätsklinikum Steglitz der Freien Universität Berlin insgesamt 153 Patienten mit Hirnmetastasen behandelt, darunter 23 (15 %) Hirnmetastasen eines Mammakarzinoms (Abb. 1 und 2). Bei 17 Patienten wurde die Diagnose histologisch gesichert. Bei den restlichen war die Diagnose des primären Mammakarzinoms eindeutig und das Vorhandensein von Hirnmetastasen durch Zusatzuntersuchungen belegt. Die Krankengeschichten aller Patienten wurden anhand von standardisierten Auswertungsbögen erfaßt und statistisch ausgewertet. Die Zusammensetzung der Daten bedingt, daß es sich daher fast ausschließlich um deskriptive Statistiken handelt. Wir führten die prä- und posttherapeutische neurochirurgische Funktionsbeurteilung nach Karnofsky durch [15].

Ergebnisse

Das Durchschnittsalter der Patientinnen betrug $50,8 \pm 9,4$ (34–70) Jahre. Vier Patientinnen waren prä- und 19 postmenopausal. Zehn Primärtumore waren in der rechten Mamma, 11 in der linken und 2 in beiden. Die Hirnmeta-

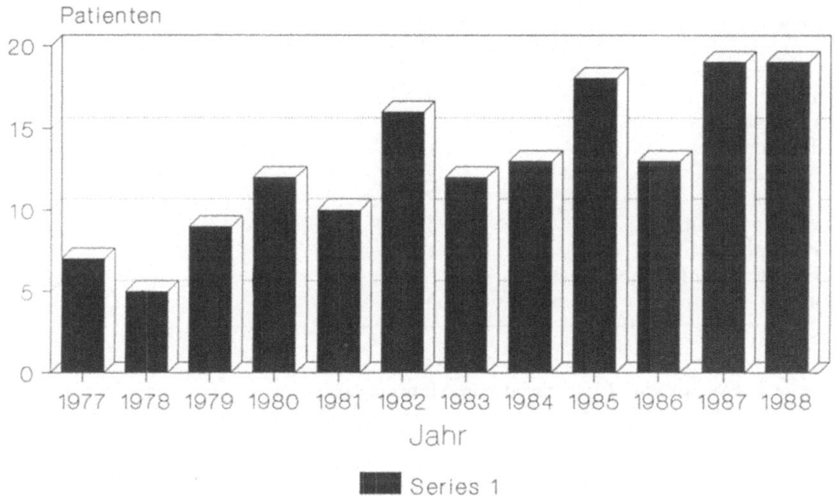

Abb. 1. Inzidenz der Hirnmetastasen (1977–1988)

stasen waren singulär bei 18 Patientinnen, multipel bei 5 und systemisch bei 8. Von 18 singulären Metastasen befanden sich 13 supratentoriell, 5 waren im Kleinhirn. Die bevorzugten Lokalisationen im Großhirn waren die Parietookzipitalregion (5 Fälle), der Okzipital- (3 Fälle) und der Parietallappen (2 Fälle) (Tabelle 1). Die systemischen Metastasen waren am häufigsten in der Lunge und den Knochen lokalisiert (Tabelle 2).

Die mittlere Latenzzeit, d. h. der Zeitraum von der Erstmanifestation des Primärtumors bis zum Auftreten von Hirnmetastasen, war 5,8 Jahre. Die durchschnittliche Dauer der Anamnese betrug bei unseren Patientinnen 1,5 Monate. Die häufigsten Symptome waren Kopfschmerzen bei 10 Patientinnen, Übelkeit und Erbrechen (7), gefolgt von Hemiparese (6), Krampfanfälle (6), Ataxie (5) und psychische Veränderungen bei 5 Fällen (Tabelle 3). Bei allen

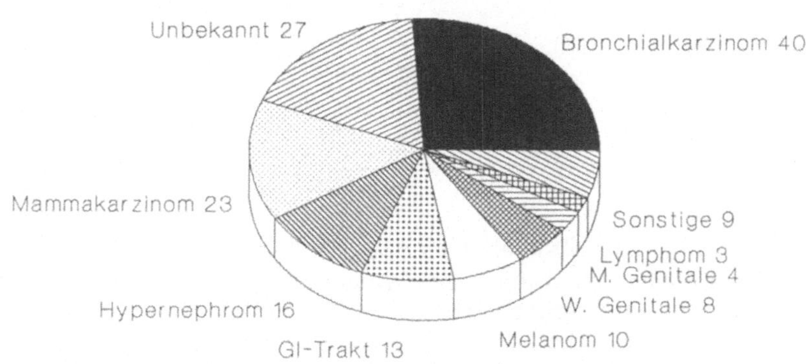

Abb. 2. Primärtumoren der Hirnmetastasen (n = 153)

Tabelle 1. Lokalisation der Hirnmetastasen von Mammakarzinomen (n = 23)

Singulär	18
Frontal	1
Temporal	1
Parietal	2
Okzipital	3
Parietookzipital	5
Hypophyse	1
Hintere Schädelgrube	5
Multipel	5

Tabelle 2. Systemische Metastasen von Mammakarzinomen (n = 8)

Organ	N =
Lunge	3
Knochen	3
Lymphknoten	2
Meningen	2
Genital	1
GI-Trakt	1

(Eine Patientin hatte Lungen- und Genitalmetastasen, eine Kalotten- und Meningenmetastasen und eine Lymphknoten-, Knochen- und Meningenmetastasen)

Tabelle 3. Klinische Manifestation der zerebralen Metastasen des Mammakarzinoms (n = 23)

Symptome	(n)
Kopfschmerzen	12
Übelkeit, Erbrechen	7
Hemiparese	6
Krampfanfälle	6
Ataxie	5
Psychische Veränderungen	5
Sehstörungen	4
Aphasie	3
Hirnnervenausfälle	3
Sensible Defizite	2

Fällen erfolgte eine kraniale Computertomographie (n = 23). Bei 17 Fällen wurde zusätzlich eine zerebrale Angiographie, bei 3 ein EEG und bei 2 ein Hirnszintigramm durchgeführt.

Die operative Therapie erfolgte bei 20 Fällen, eine nur konservative Behandlung bei 3. Bei 17 der 20 operierten Patientinnen wurde eine Totalexstirpation der Metastase (15 singulär, 2 multipel) durchgeführt. Bei 3 Patientinnen mit Hydrocephalus occlusus wegen einer Metastase im Kleinhirn wurde lediglich eine Liquorableitungsoperation vorgenommen. Postoperativ waren 16 Patientinnen gebessert, 4 Patientinnen verschlechterten sich. Die Ausfälle bei den 3 konservativ behandelten Patientinnen (2 mit systemischer Metastasierung, 1 mit basaler meningealer Karzinose) blieben unverändert. Bei einer Patientin trat als Komplikation ein Hirnabszeß auf, der durch systemische Antibiotikagabe geheilt werden konnte. Vier Patientinnen verstarben innerhalb des ersten Monats nach der Operation. Bei einer Patientin trat nach 8 Monaten ein Rezidiv auf. Wir entfernten wieder das beschriebene Rezidiv. Postoperativ klagte die Patientin noch über Merk- und Konzentrationsstörungen. Es finden sich im Bereich von Hirnnerven, langen Bahnen und Koordinationsleistung keine fokalen Defizite. Anschließend wurde eine perkutane Radiatio durchgeführt.

Kasuistik

Wegen seiner Seltenheit sei hier der Fall einer intrahypophysären Metastase eines Mammakarzinoms nach einem 5jährigen symptomfreien Intervall dargestellt.

Bei der 47jährigen Frau wurde 1979 ein Mammakarzinom links operiert. Seit 3 Wochen litt sie unter Sehverschlechterung und starken Kopfschmerzen. Das kraniale CT zeigte einen Hypophysentumor. In der zerebralen Angiographie zeigte sich eine minimale Verdrängung der Gefäße, die für eine supra- und retroselläre Ausdehnung des Tumors sprach. Unter dem Verdacht einer Hirnmetastase wurde am 31. 1. 1984 eine Totalexstirpation des Tumors über einen frontolateralen Zugang rechts durchgeführt. Die histologische Diagnose bestätigte eine Mammakarzinom-Metastase. Die Operation selbst sowie der postoperative Verlauf waren komplikationslos. Die Patientin erholte sich sehr rasch. Anschließend wurde sie in die Stahlentherapeutische Abteilung verlegt, um eine Strahlenbehandlung des Hirnschädels durchzuführen. Die Überlebenszeit der Patientin war 18 Monate.

Diskussion

Das Mammakarzinom ist eine häufige Quelle von Hirnmetastasen (Tabelle 4) [6, 10, 14, 21, 30, 32, 37]. Die prozentuellen Angaben in der Literatur schwanken zwischen 2,5 % und 23,6 % [6, 14, 17, 22, 29, 33, 35]. Bei unseren Patienten waren es 15 %. Die Altersverteilung zeigt eine größere Häufigkeit in den Jahren der Prä- und Peri-Menopause (51 – 60 Jahre) [2, 8, 16, 23, 33, 35]. Bei 18 Patientinnen (73,3 %) waren die Hirnmetastasen singulär. Der Anteil singulärer Hirnmetastasen schwankt im Schrifttum zwischen 19 und 83 % [14, 31, 33, 38]. Über die Hälfte (55,6 %) der singulären Metastasen liegt in der Parietookzipitalregion, im Okzipitallappen bzw. im Parietallappen. Ein gleichzeitiges Vorkommen zerebraler und extrakranieller Metastasen ist immer mit einem schlechten Allgemeinzustand und schlechter Prognose assoziiert [8]. Die häufigsten extrakraniellen Absiedlungsorte waren die Lunge, das Skelett und die lokalen Lymphknoten [8, 38]. Bei 8 unserer Patientinnen (34,8 %) bestand eine zusätzliche systemische Absiedlung. Für die Hirnmetastasen von Mammakarzinomen wird eine hämatogene Ausbreitung von Tumorzellen über fol-

Tabelle 4. Verteilung der Primärtumoren bei Hirnmetastasen

Tumorart	Gagliardi 1983 n = 325 (%)	Yardeni 1984 n = 74 (%)	Le Chevalier 1985 n = 120 (%)	Sundaresan 1985 n = 125 (%)	Chiang 1989 n = 153 (%)
Lunge	30	24,3	23,3	40,0	26,1
Unbekannt	39	35,1	48,3	4,8	17,6
Mamma	6	16,2	2,5	6,4	15,0
Hypernephrom	4	2,7	2,5	11,2	10,5
G-I-Trakt	11	–	9,2	8,0	8,5
W. Genitale	–	–	4,2	–	5,2
Melanom	2	6,8	4,2	11,2	6,5
M. Genitale	–	–	–	–	2,6
Sonstige	4	14,9	5,8	18,4	7,8

gende zwei Strombahnen angenommen: 1) arterielle Metastasierung durch das Cascade-Phänomen und 2) venöse Metastasierung durch den epiduralen Venenplexus (Batson-Venen) [11, 19, 33, 34, 37).

Die Latenzzeit zwischen der Erstmanifestation des Mammakarzinoms und dem Auftreten der Symptome von Hirnmetastasen ist lang. Es ist erwähnenswert, daß sie bei einer unserer Patientinnen 32 Jahre betrug.

Kopfschmerzen (52,2%) waren das häufigste zerebrale Symptom [2, 10, 23, 31]. Sie waren bei der Hälfte der Fälle Ausdruck einer Steigerung des intrakraniellen Druckes. Es folgten in der Häufigkeit eine Hemiparese, Krampfanfälle, Ataxie und psychische Veränderungen [23, 31]. Die apparative Diagnose gelang in erster Linie mit Hilfe des kraniellen CT, insbesondere bei den 2 asymptomatischen Patientinnen [1, 6, 17, 22, 23].

Durch die eindrucksvolle Verbesserung der Behandlung des Mammakarzinoms und seiner Prognose gewinnt die Frage der Operationsindikation bei zerebralen Metastasen dieser Geschwulst neue Bedeutung. Folgende Faktoren scheinen für die Operationsindikation relevant zu sein: 1) Alter und Allgemeinzustand; 2) Lokalisation der Hirnmetastasen; 3) Singularität der Metastase und 4) Ausschluß weiterer systemischer Metastasen [7, 10, 20, 24, 28, 29]. Bei Zusammentreffen von hohem Alter, schlechtem körperlichen Zustand, Lokalisation in vitalen Strukturen und multipler Metastasierung halten wir die Operationsindikation für nicht gegeben.

Hirnmetastasen sind Ausdruck der Tumordissemination. Entscheidend für den Erfolg jeglicher Therapie bei Hirnmetastasen ist eine optimale interdisziplinäre Zusammenarbeit. Die Gegenüberstellung der Prognose von operierten und konservativ behandelten Patienten mit Hirnmetastasen im Schrifttum, läßt fast ausnahmslos günstigere Verläufe nach operativen Eingriffen erkennen. Dies bestätigt unser Patientengut. Die Analyse der Frühergebnisse der operativen Behandlung unserer Patienten ergab bei 80% eine funktionelle Besserung. Ähnliche Angaben machten Lausberg mit 69,5% [20], Winston mit 53% [36] und Sundaresan mit 60% [32]. Bei einer Patientin (5%) kam es zu einer postoperativen Komplikation (Hirnabszeß), die erfreulicherweise ohne Folgen blieb. Postoperative Komplikationen werden von Sundaresan mit 12% angegeben [32]. Die postoperative Mortalität betrug 4 Fälle (20%). Die 30-Tage-Mortalität im Krankengut von Winston [36] betrug 10%, von Gagliardi [10] 10,2%, von Yardeni [37] 15% und von Lausberg [20] 25%. Die häufigsten Todesursachen waren die Tumorkachexie und internistische Ursachen [8, 20, 33].

Ohne Therapie haben Hirnmetastasen lediglich eine mediane Überlebenszeit von 1–2 Monaten [8, 9, 13, 25]. Nach palliativer Radiotherapie beträgt die Überlebenszeit 4–6 Monate [5, 8, 9, 24, 25, 29, 31]. Nach Hormontherapie (Bromocriptin, Tamoxifen, Hypophysektomie) [4, 12, 13, 15, 18, 24, 25] und Chemotherapie [3, 26, 28, 29] kann die Überlebenszeit bis zu 5–7 Monate verlängert werden. Eine operative Entfernung einer solitären Hirnmetastase mit postoperativer Stahlentherapie hat die günstigste Überlebenszeit von 12–14 Monaten [7, 8, 32, 37].

Welche Faktoren sich auf die Prognose der operierten Hirnmetastasen auswirken, ist für den Neurochirurgen von großer Bedeutung. In Übereinstimmung mit der Literatur ist festzustellen, daß der präoperative neurologische Zustand, die Latenz zwischen Erstmanifestation der Grunderkrankung und Erstmanifestation der Metastase, die Lokalisation sowie die Art und Lage der Hirnmetastase prognostisch relevant sind [8, 10, 27, 32, 36, 37, 38].

Die Totalexstirpation einer Hirnmetastase des Mammakarzinoms erbringt in der Regel eine „lokale Heilung", verlängert somit die Überlebensdauer, verbessert die Überlebensqualität und verdient daher einen festen Platz im Therapiekonzept solcher Läsionen.

Zusammenfassung

Im Laufe von 12 Jahren (1977–1988) wurden 23 Hirnmetastasen von Mammakarzinomen neurochirurgisch behandelt. Es handelt sich um 18 singuläre, 5 multiple und 8 systemische Metastasen. Bei 20 von 23 Patientinnen erfolgte eine operative Behandlung, davon wurde bei 17 Fällen eine Totalexstirpation und bei 3 eine Liquorableitung durchgeführt. Postoperativ waren 16 Patientinnen gebessert, und 4 Patientinnen verstarben innerhalb von 30 Tagen. Prognostisch relevante Faktoren waren: der präoperative klinische Zustand, die Latenzzeit zwischen der Erstmanifestation des Primärtumors und dem Auftreten von Hirnmetastasen, die Lokalisation sowie die Art der Metastasen.

Literatur

1. Anand AK, Potts DG (1982) Calcified brain metastases: Demonstration by computed tomography. AJNR 3:527–529
2. Arseni S, Constantinescu AI (1982) Cerebral and cranial metastases from breast cancer. Neurochirurgia 25:95–99
3. Bisel HF (1980) Management of locally advanced and disseminated breast cancer-chemotherapy. Cancer 46:1079–1083
4. Carey RW, Davis JM, Zervas NT (1981) Tamoxifen-induced regression of cerebral metastases in breast carcinoma. Cancer Treatm Rep 65:793–795
5. Chu FCH (1980) Radiation therapy in the management of locally advanced and disseminated breast cancer. Cancer 45:1075–1078
6. Dearnaley DP, Kingsley DPE, Husband JE, Horwich A, Coombes RC (1981) The role of computed tomography of the brain in the investigation of breast cancer patients with suspected intracranial metastases. Clin Radiol 32:375–382
7. Defesche HFHG (1982) Cerebral metastases from pulmonary and mammary carcinomas. Clin Neurol Neurosurg 84:45–50
8. DiStefano A, Yap HY, Hortobagyi GN, Blumenschein GR (1979) The natural history of breast cancer patients with brain metastases. Cancer 44:1913–1918
9. Falk W, Halama JM, Halama J (1985) Radioonkologische Überlegungen zur Therapie von Hirnmetastasen anhand von 140 eigenen Fällen. Strahlentherapie 161:13–22
10. Gagliardi FM, Mercuri S (1983) Single metastases in the brain: Late result in 325 cases. Acta Neurochir 68:253–262
11. Gowin W (1983) Die Bedeutung des Wirbelsäulenvenensystems bei der Metastasenbildung. Strahlentherapie 159:682–689
12. Grisoli F, Vincentelli F, Foa J, Lavail G, Salamon G (1981) Effect of bromocriptine on brain metastasis in breast cancer. Lancet II (8249):745–746
13. Hansen SB, Galsgärd H, Eyben FE von, Westergaard-Nielsen V, Wolf-Jensen J (1986) Tamoxifen for brain metastases from breast cancer. Ann Neurol 20:544
14. Jellinger K (1984) Häufigkeit und Charakteristik der zerebralen Karzinommetastasen. In: Heyden HW von, Krauseneck P (Hrsg) Hirnmetastasen. Aktuelle Onkologie, Bd 13. Zuckschwerdt, München, S 49–79
15. Karnofsky DA, Abelmann WH, Craven LF, Burchend JH (1948) The use of nitrogen mustard in the palliative treatment of carcinoma with particular reference to broncho-genic carcinoma. Cancer 1:634–656
16. Ketiku KK (1986) The pattern of metastases in nigerian breast cancer patients. Clin Radiol 37:563–565
17. Khansur T, Haick A, Patel B, Balducci L, Vance R, Thigpen JT (1988) Preoperative evaluation with radionuclide brain scanning and computerized axial tomography of the brain in patients with breast cancer. Am J Surg 155:232–233
18. König HJ, Krähling KH, Brandt M (1983) Stellenwert der Hypophysektomie beim metastasierenden Mammakarzinom. Onkologie 6:56–57
19. Koller M, Ram Z, Findler G, Lipshitz M (1986) Brain metastasis: A rare manifestation of adenoid cystic carcinoma of the breast. Surg Neurol 26:470–472
20. Lausberg G (1968) Operationsindikation und Prognose intrakranieller Metastasen. Dtsch Med Wochenschr 93:200–203
21. Le Chevalier T, Smith FP, Caille P, Constans JP, Rouesse JG (1985) Sites of primary malignancies in patients presenting with cerebral metastases. A review of 120 cases. Cancer 56:880–882
22. Lewi HJ, Robert MM, Donaldson AA, Forrest APM (1980) The use of cerebral computer assisted tomography as a staging investigation of patients with carcinoma of the breast and malignant melanoma. Surg Gynecol Obstet 151:385–386
23. Lopez-Pousa S, Ojeda B, Lopez-Lopez J, Guardia E, Ruscalleda J, Grau Veciana JM (1981) The correlation between clinical symptomatology and computerized tomography in brain metastasis secondary to breast and lung neoplasias. Comput Tomogr 5:17–23

24. Mende S, Meuret G (1984) Hirnmetastasen bei Mammakarzinom: Operation, Strahlen- oder Chemotherapie? In: Heyden HW von, Krauseneck P (Hrsg) Hirnmetastasen. Aktuelle Onkologie, Bd. 13. Zuckschwerdt, München, S 262–265
25. Mende S, Bleichner F, Stoeter P, Meuret G (1983) Erfolgreiche Behandlung von Hirnmetastasen bei Mammakarzinom mit nicht liquorgängigen Zytostatika und Hormonen. Onkologie 6:58–61
26. Paterson AHG, Agarwal M, Lees A, Hanson J, Szafran O (1982) Brain metastases in breast cancer patients receiving adjuvant chemotherapy. Cancer 49:651–654
27. Pellettieri L, Sjölander U, Jakobsson K-E (1987) Prognostic evaluation before operative extirpation and radiotherapy of solitary brain metastasis. Acta Neurochir 86:6–11
28. Pigott JD (1980) Palliative therapy for metastatic breast cancer. Postgrad Med 67:165–179
29. Rosner D, Nemoto T, Lane WW (1986) Chemotherapy induces regression of brain metastasis in breast carcinoma. Cancer 58:832–839
30. Schreiber D, Berstein K, Warzok R (1982) Tumormetastasen im Zentralnervensystem. Eine prospektive Studie. 1. Mitteilung: Häufigkeit und Herkunft der Hirnmetastasen. Zbl Allg Pathol Pathol Anat 126:41–52
31. Snee MP, Rodger A, Kerr GR (1985) Brain metastases from carcinoma of breast: A review of 90 cases. Clin Radiol 36:365–367
32. Sundaresan N, Galicich JH (1985) Surgical treatment of brain metastases. Clinical and computerized tomography evaluation of the results of treatment. Cancer 55:1382–1388
33. Tsukada Y, Fouad A, Pickren JW, Lane WW (1983) Central nervous system metastasis from breast carcinoma. Autopsy study. Cancer 52:2349–2354
34. Viadana E, Bross IDJ, Pickren JW (1973) An autopsy study of some routes of dissemination of cancer of the breast. Br J Cancer 27:336–340
35. Wander H-E, Nagel GA (1984) Das Risiko einer ZNS-Metastasierung beim Mammakarzinom. In: Heyden HW von, Krauseneck P (Hrsg) Hirnmetastasen. Aktuelle Onkologie, Bd 13. Zuckschwerdt, München, S 254–261
36. Winston KR, Walsh JW, Fischer EG (1980) Results of operative treatment of intracranial metastatic tumors. Cancer 45:2639–2645
37. Yardeni D, Reichenthal E, Zucker G, Rubinstein A, Cohen M, Israeli J, Shalit MN (1984) Neurosurgical management of single brain metastasis. Surg Neurol 21:377–384
38. Zimm S, Wampler GL, Stablein D, Hazra T, Young HF (1981) Intracerebral metastases in solid-tumor patients: Natural history and results of treatment. Cancer 48:384–394

Radiotherapie von Hirnmetastasen beim Mammakarzinom

M. Bamberg, P. Hirnle, F. Copf und D. Petersen

Inzidenz

Mit der Verlängerung der Überlebenszeiten der Tumorpatienten durch Fortschritte in Diagnostik und Therapie wird zunehmend das Auftreten von Hirnmetastasen beobachtet. Bei etwa 20% der Patienten mit soliden Tumoren entwickeln sich während des Krankheitsverlaufs zerebrale Filiae, die klinisch häufiger mit fokalen Reiz- oder Ausfallserscheinungen als durch Hirndrucksymptome imponieren. Nach großen Autopsieserien ist die intrakranielle Absiedlungstendenz sogar um 10–15% höher anzusetzen [10, 17].

Die Häufigkeit des Auftretens von Hirnmetastasen wird durch die Lokalisation und den Typ des Primärtumors bestimmt. Die stärkste Absiedlungstendenz weisen die malignen Melanome in 70–90% der betroffenen Patienten auf. Die Bronchialkarzinome folgen mit etwa 50%, unter denen die kleinzelligen Formen ein deutlich höheres Metastasierungsrisiko besitzen als die Adeno- oder Plattenepithelkarzinome. Die Malignome der Mamma, der Harnwege und der Kopf-Hals-Region führen zusammen in etwa 20% zu Hirnmetastasen. Seltener entwickeln sich intrakranielle Filiae von Neoplasien der Schilddrüse, des Gastrointestinaltraktes, von andrologischen und gynäkologischen Tumoren sowie von Knochen- und Weichteilsarkomen. Entsprechend ihrer klinischen Inzidenz stellen die Bronchialkarzinome den weitaus größten Anteil an der Gesamtzahl der Hirnmetastasen mit etwa 50%. Zusammen mit den Tumoren der Mamma, der Nieren bzw. Harnwege, des Gastrointestinaltraktes und der malignen Melanome machen diese 5 Tumorgruppen 70–80% aller Hirnmetastasen aus. Analog zur Altersverteilung dieser Tumorentitäten findet man die größte Frequenz von zerebralen Filiae zwischen dem 50. und 70. Lebensjahr [1, 10, 19].

Der Hirnbefall solider Tumoren kann sich als isolierte solitäre oder multiple knotige Absiedlung manifestieren, wobei die letztere nicht selten kombiniert mit einer diffusen Ausbreitung mit und ohne Meningealbefall auftritt. Nach klinisch-neurochirurgischen Untersuchungsreihen soll der Anteil der solitären Hirnfiliae etwa 50–60% betragen, nach neueren prospektiven Autopsieserien werden hingegen nur 20% angegeben. Daher ist in etwa 80% der Fälle von multiplen Herden auszugehen, deren Nachweis sich häufig auch den hochauflösenden CT- und Kernspintomographien entzieht. Zu solitärer Absiedlung neigen eher die Tumoren des Gastrointestinaltrakts, während die

Karzinome der Lunge und Mamma sowie die Melanome mehr als multiple Aussaat in Erscheinung treten [7, 19, 23].

Therapie

Unbehandelt sterben fast alle Patienten mit Hirnmetastasen innerhalb weniger Wochen nach Diagnosestellung. Durch Kortikoide und Osmotherapie läßt sich zwar die neurologische Symptomatik bei mehr als der Hälfte der Patienten (60–75%) lindern, der Krankheitsverlauf wird aber bei einer medianen Überlebenszeit von 2 Monaten nur wenig beeinflußt [1, 18, 23].

Der chirurgische Eingriff dient bei zerebralen Filiae vor allem der intrakraniellen Volumenreduktion, die durch die Verkleinerung der Tumormasse mit nachfolgender Druckentlastung benachbarter und funktionell wichtiger Hirnareale erreicht wird. Überwiegend konzentriert sich das operative Vorgehen auf die Entfernung solitärer Metastasen. In Einzelfällen können auch mehrere Herde reseziert werden, wenn das Grundleiden einschließlich seiner außerhalb des ZNS gelegenen Metastasen kontrolliert ist, und der bisherige Krankheitsverlauf längerfristige prognostische Aussichten bei günstiger Lebensqualität erwarten läßt.

Die Strahlentherapie ist bei Nachweis von Hirnmetastasen eine äußerst wirkungsvolle Palliativmaßnahme, die bei 80–90% der Patienten zu einer partiellen oder vollständigen Rückbildung der neurologischen Symptomatik führt. Aufgrund des hohen Risikos einer intrazerebralen Dissemination von Tumorzellen wird der gesamte Hirnschädel über seitlich opponierende Felder bestrahlt. Hinsichtlich der notwendigen Gesamtdosis und der Fraktionierung werden in der Literatur unterschiedliche Empfehlungen ausgesprochen (Tabelle 1). Nach den in prospektiv randomisierten Studien gesicherten Ergebnissen der RTOG (Radiation-Therapy-Oncology-Group) bei Hirnmeta-

Tabelle 1. Schemata der Ganzhirnbestrahlung

Autoren/Jahr	Gesamtdosis/Zeit
Marquardt et al. (1980)	40–60 Gy/6 Wo.
Pezner et al. (1981)	55–60 Gy/5–6 Wo.
Kurtz et al. (1981)	50 Gy/4 Wo. 30 Gy/2 Wo.
Keim et al. (1984)	50–60 Gy/5–6 Wo. 60 Gy/2,5 Wo. (3 × 1,5 Gy/Tag)
Chatani et al. (1985)	50 Gy/4 Wo. 30 Gy/2 Wo.
Franchin et al. (1988)	48 Gy/4 Wo. (3 × 1,6 Gy/Tag/Wo. 1 + 4 Wo. 2 + 3 Pause)

Tabelle 2. Radiotherapie von Hirnmetastasen. (Nach [4])

Identifikation prognostisch günstiger Untergruppen (RTOG-Studie 7916)
1. Karnofsky-Index 70–100%
2. Kontrollierter Primärtumor
3. Alter unter 60 Jahren
4. Gehirn einzige Metastasenlokalisation

stasen, insbesondere von Bronchial- und Mammakarzinomen, wird eine Ganzhirnbestrahlung von 30 Gy innerhalb von 2 Wochen (5 × 3 Gy/Woche) favorisiert. Dieses Vorgehen berücksichtigt unter der palliativen Zielsetzung auch die Forderung nach einer kurzen Gesamtbehandlungszeit [2, 6, 9, 22].

Bei den weniger strahlensensiblen und häufiger als Solitärmetastasen auftretenden intrazerebralen Herden von Hypernephromen und gastrointestinalen Tumoren können durch eine kleinfeldrige Dosisaufsättigung die Raten an kompletten neurofunktionalen Remissionen gesteigert werden. Das rezidivfreie Intervall von etwa 6 Monaten und die mediane Überlebenszeit werden insgesamt aber nicht signifikant verlängert. In Einzelfällen sind jedoch mit einer Erhöhung der Gesamtdosis, insbesondere in Kombinationen mit einer operativen Metastasenresektion, längerfristige Remissionen möglich, wenn prognositisch günstige Faktoren wie hoher Karnofsky-Index von 70–100%, kontrollierter Primärtumor, Alter unter 60 Jahren und das Gehirn als einzige Metastasenlokalisation zusammentreffen (Tabelle 2) [4].

Die akuten Nebenwirkungen wie Kopfschmerzen und Übelkeit sind bei der Ganzhirnbestrahlung gering und unter gleichzeitiger Kortisontherapie für den Patienten kaum belastend. Bei Strahlendosen von 30 und mehr Gy entwickelt sich eine passagere Alopezie im Bestrahlungsfeld. Radiogene Spätfolgen am gesunden Gehirngewebe sind bei dieser Gesamtdosis und konventioneller Fraktionierung nicht zu erwarten [1, 18, 23].

Therapiekonzept bei Hirnmetastasen von Mammakarzinomen

Bei vielen Patientinnen mit Mammakarzinomen ist das Auftreten von Hirnfiliae mit einer systemischen extrazerebralen Tumorprogression gekoppelt. Überwiegend entwickeln sich trotz einer simultanen Chemo- oder Hormontherapie multiple Herde, die der Ganzhirnbestrahlung als Therapie der Wahl zugeführt werden.

Tabelle 3. Therapiekonzepte bei solitären Hirnmetastasen

1. Primäre Exzision + postoperative Radiatio (Ganzhirn)
2. Radiotherapie (Ganzhirn) + nachfolgende Exzision
3. Alleinige Radiotherapie (Ganzhirn und Boost)

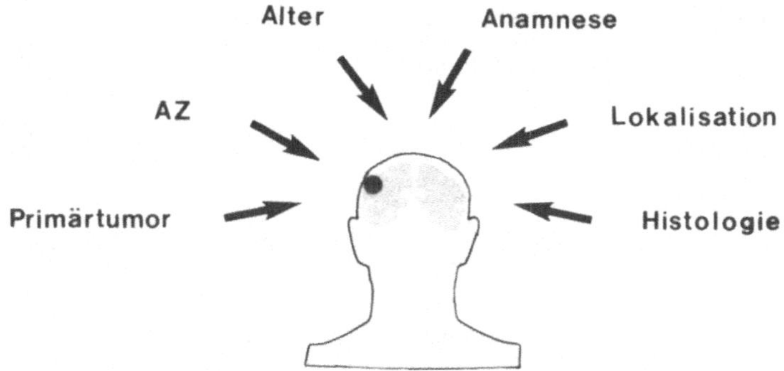

Abb. 1. Faktoren, die das individuelle Therapiekonzept bei solitären Hirnmetastasen beeinflussen

Unterschiedliche Meinungen bestehen über das adäquate Vorgehen bei Solitärmetastasen. Grundsätzlich sollte das Behandlungskonzept aus einer chirurgischen oder strahlentherapeutischen Lokalmaßnahme und einer „adjuvanten" Ganzhirnbestrahlung bestehen (Tabelle 3) [1, 21].

Bei Operabilität des Tumors ist der neurochirurgischen Resektion der Vorzug zu geben, wenn das Alter und der Allgemeinzustand des Patienten sowie das Grundleiden die Operationsindikation nicht in Frage stellen (Abb. 1). Es sollte sich dann eine Ganzhirnbestahlung anschließen, um die mit großer Wahrscheinlichkeit vorhandenen, mit diagnostischen Verfahren nicht zu verifizierenden Mikrometastasen zu zerstören. In Einzelfällen kann primär eine Ganzhirnbestrahlung vorgezogen werden, gefolgt von einer lokalen Exzision. Bei inoperablen Solitärherden oder nicht operationsfähigen Patienten bietet die Radiotherapie neben der notwendigen Ganzhirnbestrahlung ein breites Spektrum an lokalen Behandlungsmodalitäten an (Tabelle 4).

Als hocheffizientes Verfahren gewinnt die perkutane stereotaktische Bestrahlung mit dem „Gamma knife" (Leksell-System mit 201 Kobaltquellen) oder mit dem „Linac scalpell" (Bestrahlung am Linearbeschleuniger) bei Hirnmetastasen zunehmend an Bedeutung. In einer Einzeit-Bestrahlung werden zwischen 15 und 30 Gy appliziert bei vergleichbaren klinischen Resultaten und dem Vorteil einer kurzen Hospitalisierung von nur 2–3 Tagen [12].

Tabelle 4. Bestrahlungsmodalitäten bei solitären Hirnmetastasen

1. Perkutane Bestrahlung
2. Interstitielle, stereotaktische Bestrahlung
   a) Permanentimplantation (^{192}IR, ^{125}J)
   b) Brachy-Curie-Therapie („after loading")
3. Perkutane, stereotaktische Bestrahlung
   a) „Gamma knife"
   b) „Linac scalpell"

Tabelle 5. Erneute Bestrahlungsserien bei Hirnmetastasen

Autoren/ Jahr	Zahl der Pat.	1. Radiatio	2. Radiatio	Medianes Intervall (1.–2. Rad)	Medianes Intervall (2. Rad-Rez.)
Shehata et al. (1974)	35	n. a.	10 Gy/1 Fr.	n. a.	2,5 Mon.
Kurup (1980)	56	18–30 Gy/ 3–10 Fr.	5–46 Gy/ 1–20 Fr.	5 Mon.	2,5 Mon.
Hazuka u. Kinzie (1988)	44	30 Gy/10 Fr. (median)	25 Gy/8 Fr. (median)	9 Mon.	2,0 Mon.

Erneute Bestrahlungsserien bei Hirnmetastasen

Bei Lokalrezidiven oder Progreß der Hirnmetastasierung mit erneuter neurologischer Symptomatik stellt sich die Frage einer erneuten Bestrahlung. Mehrere Autoren konnten in ihren Untersuchungsreihen nachweisen, daß eine zweite Bestrahlungsserie nur einen kurzfristigen therapeutischen Effekt mit einem rezidivfreien medianen Intervall von 2–3 Monaten erzielt (Tabelle 5) [8, 14, 20]. Ihr Einsatz sollte daher kritisch geprüft werden.

Literatur

1. Bamberg M (1987) Hirnmetastasen. In: Scherer E (Hrsg) Strahlentherapie. Radiologische Onkologie, 3. Aufl. Springer, Berlin Heidelberg New York Tokyo, S 1039–1042
2. Borgelt B, Gelber R, Kramer S et al. (1980) The palliation of brain metastases: final results of the first two studies by the radiation Therapy Oncologie Group. Int J Radiat Oncol Biol Phys 6:1–9
3. Chatani M, Teshima T, Hata K, Inoue T, Suzukki T (1985) Whole brain irradiation for metastases from lung carcinoma. A clinical investigation. Acta Radiol Oncol 24(4):311–314
4. Diener-West M, Dobbins TW, Phillips TL, Nelson DF (1988) Identification of an optimal subgroup for treatment evaluation of patients with brain metastases using RTOG study 7916. Int J Radiat Oncol Biol Phys 16:669–673
5. Franchin G, Minatel E, Roncadin M et al. (1988) Accelerated split course regimen in the treatment of brain metastases. Radiother Oncol 12:39–44
6. Gelber RD, Larson M, Borgelt BB, Kramer S (1981) Equivalence of radiation schedules for the palliative treatment of brain metastases in patient with favorable prognosis. Cancer 48:1749–1753
7. Grisold W, Weiss R, Jellinger K (1984) Klinik und zytologische Diagnostik der meningealen Neoplasien. In: Heyden HW von, Krauseneck P (Hrsg) Aktuelle Onkologie, Bd 13: Hirnmetastasen. Zuckschwerdt, München, S 85–103
8. Hazuka MB, Kinzie JJ (1987) Brain metastases: Results and effects of re-irradiation. Int J Radiat Oncol Biol Phys 15:433–437
9. Hendrickson FR (1977) The optimum schedule for palliative radiotherapy for metastatic brain cancer. Int J Radiat Oncol Biol Phys 2:165–168

10. Jellinger K (1984) Häufigkeit und Charakter der zerebralen Karzinommetastasen. In: Heyden HW von, Krauseneck P, (Hrsg) Hirnmetastasen. Pathophysiologie, Diagnostik und Therapie. Zuckschwerdt, München, S 49–79
11. Keim H, Potthoff PC, Neiss A (1984) Behandlungsergebnisse bei Hirnmetastasen mit primärer Bestrahlung und nach Operation und Nachbestrahlung. Strahlentherapie 160(5):309–317
12. Kimmig B, Engenhart R, Höver KH, Gademann G, Wannenmacher M (1990) Radiotherapy of solitary brain metastases with stereotactically guided percutaneous single high dose irradiation. Abstract, 15th International Cancer Congress, Hamburg, August 1990
13. Kurtz JM, Gelber R, Brady LW, Carella RJ, Cooper JS (1981) The palliation of brain metastases in a favorable patient population: A randomized clinical trial by the Radiation Therapy Oncology Group. Int J Radiat Oncol Biol Phys 7:891–895
14. Kurup PD, Reddy S, Hendrickson FR (1980) Results of re-irradiation for cerebral metastases. Cancer 46:2587–2589
15. Marquardt B, Voss AC? Markewitz A (1980) Ergebnisse der Strahlentherapie bei 214 primären Hirntumoren und 27 Hirnmetastasen (1969–1978). Strahlentherapie 156:371–381
16. Pezner RD, Archambeau JO (1981) Brain tolerance unit: a method to estimate risk of radiation brain injury for various dose schedules. Int J Radiat Oncol Biol Phys 7:397–402
17. Posner JB (1977) Management of central nervous system metastases. Semin Oncol 4:81
18. Sauer R (1984) Strahlentherapie von Hirnmetastasen. In: Heyden HW von, Krauseneck P (Hrsg) Hirnmetastasen. Pathophysiologie, Diagnostik und Therapie. Zuckschwerdt, München, S 157–166
19. Schreiber D, Bernstein K, Warzock R (1982) Tumormetastasen im Zentralnervensystem. Eine prospektive Studie. Zbl Allg Path Path Anat 126:41–42, 64–73
20. Shehata WM, Hendrickson FR, Hindo WA (1974) Rapid fractionation technique and re-treatment of cerebral metastases by irradiation. Cancer 34:257–261
21. Smalley SR, Schray MF, Laws ER jr, O'Fallon JR (1987) Adjuvants radiation therapy after surgical resection of solitary brain metastasis: association with pattern of failure and survival. Int J Radiat Oncol Biophys 13(11):1611–1616
22. Trovo MG, Minatel E, Veronesi A et al. (1982) Radiotherapy of brain metastases: conventional versus concentrated treatment. Strahlentherapie 158:20–22
23. Zimm S, Wampler GL, Stablein D, Hazra T, Young HF (1981) Intracerebral metastases in solid-tumor patients: natural history and results of treatment. Cancer 48:384–394

Ergebnisse der Strahlentherapie zerebraler Metastasen des Mammakarzinoms – eine vergleichende Analyse

K. Schnabel, W. Berberich, C. Nieder, M. Niewald und H. J. Tkocz

Einleitung

Die Frage, ob eine Hirnmetastasierung ausgehend von einem Mammakarzinom prognostisch günstiger ist als eine solche, die andere Primärtumoren als Verursacher hat, wird in der Literatur kontrovers beantwortet. Während z. B. Sauer u. Pruy [10] keine Unterschiede feststellen konnten, war dies im Patientengut von Keim et al. [4] und Flentje et al. [2] der Fall.

Ziel unserer retrospektiven Studie war es, eigene Daten diesbezüglich zu untersuchen.

Material und Methode

Patientengut (s. Tabelle 1)

142 Patienten mit Hirnmetastasen wurden einer Auswertung unterzogen. 32 Patientinnen waren an einem Mammakarzinom erkrankt, bei 110 Patienten lagen andere Primärtumoren vor. Hier war das Bronchialkarzinom mit 71 Fällen häufigster Metastasenverursacher, gefolgt von den unbekannten Primärtumoren mit 16 Fällen, den Melanomen mit 6 und sonstigen Primärtumoren mit 17 Fällen.

Bei den Patientinnen mit einem Mammakarzinom lag das mittlere Alter bei 51,3 Jahren (29,8–71,9 Jahre), im Vergleich zu 58,4 Jahren bei den anderen Primärtumoren (25,3–78,8 Jahre).

In dem Kollektiv „andere Primärtumoren" betrug die Geschlechtsrelation männlich : weiblich = 4 : 1.

Der Mittelwert des Karnofsky-Indexes vor Therapiebeginn lag bei 6,0 ± 1,7, wenn die Patientinnen an einem Mammakarzinom erkrankt waren, und bei 6,6 ± 1,6, wenn die Metastasen durch andere Primärtumoren verursacht waren. Dieser Unterschied war auf dem Niveau p = 0,004 signifikant. 21 Patientinnen (66 %) in der Mammakarzinomgruppe und 38 (35 %) in der Gruppe „andere Primärtumoren" hatten zusätzliche Organmetastasen, vorwiegend in Lunge, Skelett und Leber. Hier bestand ebenfalls ein statistisch signifikanter Unterschied zwischen beiden Kollektiven (p = 0,007).

23 der 32 (72 %) Patientinnen mit einem Mammakarzinom waren vorbehandelt, in der Vergleichsgruppe waren es 33 von 110 Patienten (30 %). Die

Tabelle 1. Ersterhebung – Patientengut

	Mammakarzinom	Andere Primärtumoren	
Anzahl	32	110	
Primärtumorart	–	Bronchial-Ca	71 Pat.
		Unbekannt	16 Pat.
		Melanom	6 Pat.
		Sonstige	17 Pat.
Alter	51,3 J.	58,4 J.	
(Mittelwert/Spannweite)	(29,8–71,9)	(25,3–78,8)	
Geschlechtsrelation	0:1	4:1	
(männlich:weiblich)			
Karnofsky-Index bei	6,0 ± 1,7	6,6 ± 1,6	
Therapiebeginn			
(Mittelwert ± Standard-			
abweichung)			
Zusätzliche Organmetastasen	21 (66%)	38 (35%)	
Lunge	9	11	
Leber	5	7	
Knochen	5	9	
Andere	2	11	
Vorbehandlung	23 (72%)	33 (30%)	
Operation	7	11	
Chemotherapie	15	20	
Op + Chemoth.	1	2	

Vorbehandlung bestand in einer Operation, einer Chemotherapie oder beidem. Die Chemotherapie war in der Regel nicht wegen der Hirnfilialisierung durchgeführt worden.

Hirnmetastasendiagnostik (s. Tabelle 2)

Die Hirnmetastasendiagnostik erfolgte auf der Basis der Computertomographie. Bei den Patienten mit unbekanntem Primärtumor wurde die Hirn-

Tabelle 2. Ersterhebung – Hirnmetastasendiagnostik

	Mammakarzinom	Andere Primärtumoren
Lokalisation der Metastasen		
Supratentoriell	17 (53%)	74 (67%)
Infratentoriell	8 (25%)	16 (15%)
Beides	7 (22%)	20 (18%)
Solitärmetastasen	19 (59%)	65 (59%)
Mittlerer Metastasen-	2,5 ± 1,3 cm	2,9 ± 1,3 cm
durchmesser (Mittelwert		
± Standardabweichung)		
Perifokales Ödem	28 (88%)	97 (88%)

metastasierung mittels stereotaktischer Punktion gesichert. Meist waren die Metastasen supratentoriell gelegen (Mammakarzinom 17/32, „andere Primärtumoren" 74/110).

In beiden Kollektiven wurden in 59% der Fälle Solitärmetastasen diagnostiziert. Der mittlere Metastasendurchmesser betrug 2,5 ± 1,3 cm bei den Patientinnen mit einem Mammakarzinom und 2,9 ± 1,3 cm bei den Patienten mit anderen Primärtumoren. 88% der Patienten beider Gruppen zeigten im Computertomogramm ein perifokales Ödem.

Bestrahlungstechnik, Dosierung und Fraktionierung (s. Tabelle 3)

In allen Fällen wurde eine Bestrahlung des gesamten Hirnschädels mit Co-60-Gammastrahlen durchgeführt, wobei reguläre seitliche Gegenfelder zur Anwendung kamen. Zusätzlich zur Strahlentherapie wurde Dexamethason in einer Dosierung von 8–32 mg verabfolgt. In der Regel wurden entweder 30 Gy in 10 Fraktionen über einen Zeitraum von 2 Wochen oder 40 Gy in 20 Einzelbestrahlungen über 4 Wochen appliziert. Alle Dosisangaben der Ganzhirnbestrahlung beziehen sich auf die Hirnmitte.

Wenn bei Solitärmetastasen nach einem Intervall von 4–6 Wochen keine weiteren Hirnfiliae aufgetreten waren – bei gutem Allgemeinbefinden (Karnofsky-Index $\geq$ 70%) –, wurde die Dosis im Metastasenbereich erhöht auf 50 bzw. 60 Gy (Dosisangaben bezogen auf einen Punkt in der Metastase), je nach Fraktionierungsschema der Ganzhirnbestrahlung. Dies war jedoch nur bei 3 Patientinnen mit einem Mammakarzinom und bei 16 Patienten mit anderen Primärtumoren möglich. Die lokale Dosisaufsättigung wurde in

Tabelle 3. Ersterhebung – Bestrahlungstechnik, Dosierung und Fraktionierung

	Mammakarzinom	Andere Primärtumoren
Bestrahlungstechnik		
Alleinige Ganzhirn- bestrahlung	29 (91%)	94 (85%)
Lokale Dosiserhöhung (Boost)	3 (9%)	16 (15%)
Gesamtreferenzdosis	32,7 ± 9,5 Gy	35,4 ± 12,2 Gy
(Mittelwert ± Standard- abweichung/Spannweite)	(1,5 – 60 Gy)	(2 – 60 Gy)
Einzeldosis		
3 Gy	20 (63%)	49 (45%)
2 Gy	12 (37%)	60 (54%)
1,5 Gy	–	1 (1%)
Fraktionierung		
30 Gy/10 Frakt./2 Wochen	17 (53%)	33 (30%)
40 Gy/20 Frakt./4 Wochen	7 (22%)	35 (32%)
Therapieabbruch	5 (16%)	20 (18%)

Abhängigkeit von der Metastasenlokalisation mit verschiedenen Strahlenarten und den unterschiedlichsten Bestrahlungstechniken durchgeführt. Alle Therapieabbrecher (Mammakarzinom 5/32, „andere Primärtumoren" 20/110) wurden in die Auswertung einbezogen.

Follow up

Die Hirnmetastasen wurden in Intervallen von 3–4 Monaten mittels Computertomographie überprüft. Nur selten erfolgte bei Exitus eine Sektion.

Die mittlere Nachbeobachtungszeit der Patientinnen mit Mammakarzinom betrug 188 Tage (Spannweite 0–1614 Tage), im Vergleich zu 152 Tagen bei den Patienten mit anderen Primärtumoren (Spannweite 0–1633 Tage).

Ergebnisse

Lokales Tumorverhalten (s. Tabelle 4)

Ein Ansprechen auf die Strahlentherapie (Basis-Computertomographie) zum Zeitpunkt des Therapieendes im Sinne einer vollständigen oder partiellen Remission wurde bei Patientinnen mit Mammakarzinom in 17/32 (53%) und bei Patienten mit anderen Primärtumoren in 52/110 (47%) Fällen beobachtet. Nur bei 4 Patienten aus der Gruppe „andere Primärtumoren" wurde ein Metastasenwachstum diagnostiziert. Bei weiteren 4 Patienten mit multiplen Hirnmetastasen war das Verhalten einzelner Metastasen unterschiedlich. Generell konnten keine signifikanten Unterschiede bezüglich des lokalen Tumorverhaltens zwischen beiden Kollektiven festgestellt werden. Computertomographische Verlaufskontrollen zeigten, daß bei 2/32 Patientinnen mit einem Mammakarzinom und 21/110 Patienten mit anderen Primärtumoren ein weiteres Tumorwachstum eintrat.

Überleben

Die mittlere Überlebenszeit der Patientinnen mit einem Mammakarzinom betrug 102 Tage, die Patienten mit anderen Primärtumoren überlebten im

Tabelle 4. Ergebnisse – Lokales Tumorverhalten

	Mammakarzinom	Andere Primärtumoren
Komplette Remission	10	17
Partielle Remission	7	35
Keine Änderung	1	22
Progression	–	4
Divergentes Geschehen	–	4
Nicht beurteilbar	5	24
Fehlende Angaben	9	4

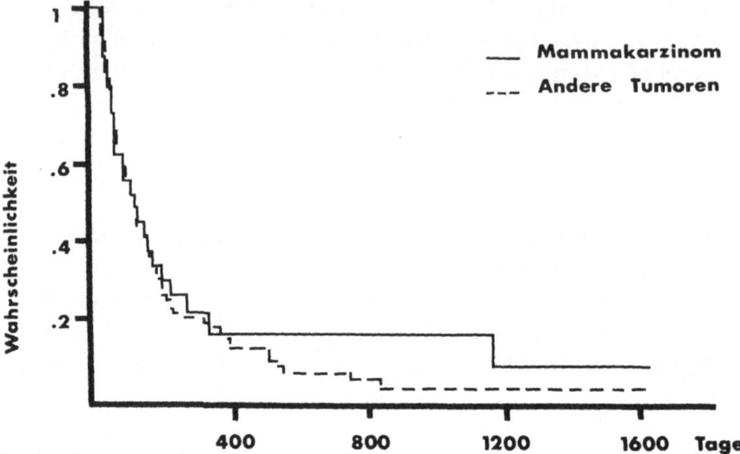

Abb. 1. Überleben der Patienten mit Hirnmetastasen bei Mammakarzinom oder anderen Primärtumoren (Kaplan-Meier-Schätzer)

Mittel 106 Tage. Die Einjahresüberlebensrate (Kaplan-Meier-Schätzer) war bei beiden Gruppen mit etwa 16% identisch (Mammakarzinom 16,4%, andere Primärtumoren 16,7%). Den Kaplan-Meier-Schätzer des Überlebens zeigt die Abb. 1.

Lebensqualität nach Strahlenbehandlung

Der Verlauf des gemittelten Karnofsky-Indexes nach Strahlentherapie zeigte im Gesamtkollektiv einen Trend zur Besserung der Lebensqualität (Abb. 2).

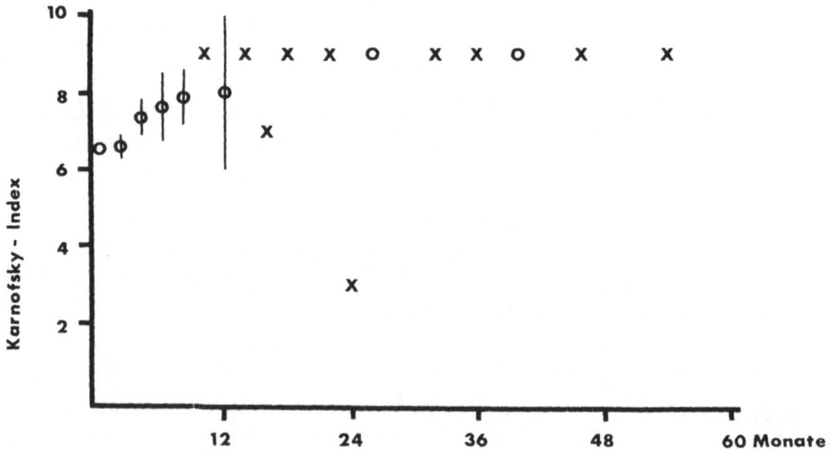

Abb. 2. Verlauf des gemittelten Karnofsky-Indexes nach Bestrahlung von Hirnmetastasen

Tabelle 5. Ergebnisse – Prognoseparameter

Mammakarzinom	
Therapieabbruch	$p = 0,002$
Zusätzliche Organmetastasen	$p = 0,003$
Operation	$p = 0,01$
Andere Primärtumoren	
Therapieabbruch	$p < 0,001$
Karnofsky-Index	$p < 0,001$
Lokales Therapieresultat	$p = 0,017$
Operation	$p = 0,001$
Gesamtkollektiv	
Therapieabbruch	$p < 0,001$
Karnofsky-Index	$p < 0,001$
Lokales Therapieresultat	$p = 0,002$
Operation	$p < 0,001$

Signifikante Unterschiede zwischen Patientinnen mit Mammakarzinom und solchen mit anderen Primärtumoren konnten nicht festgestellt werden.

Prognoseparameter (s. Tabelle 5)

Die statistische Analyse der Daten erbrachte, daß für Patientinnen mit einem Mammakarzinom der Therapieabbruch, die Operation und das Vorhandensein zusätzlicher Organmetastasen wesentliche prognostische Parameter darstellten, während für Patienten mit anderen Primärtumoren sowie das Gesamtkollektiv neben dem Therapieabbruch und der Operation (Abb. 3) Karnofsky-Index und lokales Therapieresultat von Bedeutung waren. Des

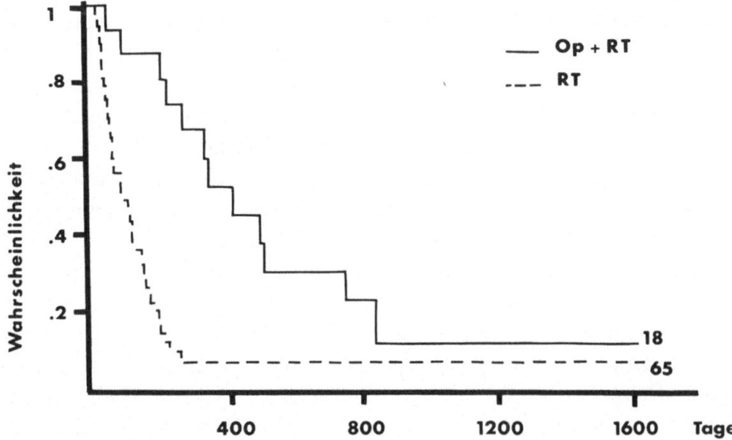

Abb. 3. Überleben von Patienten mit Hirnmetastasen, die operiert und bestrahlt wurden, im Vergleich zu nur bestrahlten (Kaplan-Meier-Schätzer)

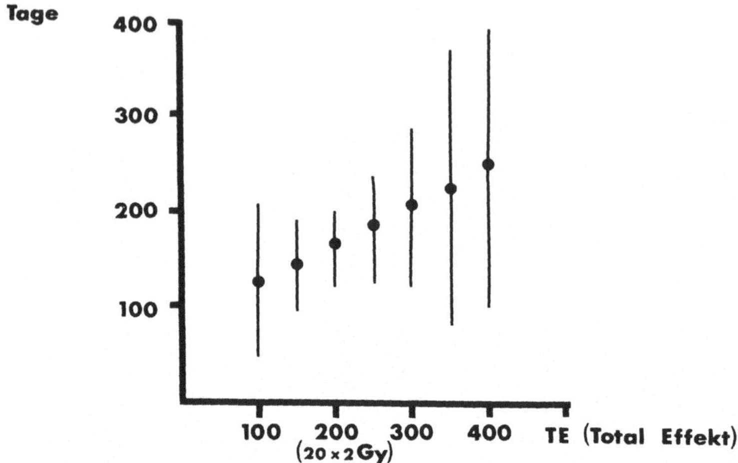

Abb. 4. Abhängigkeit des Überlebens von der biologisch wirksamen Gesamtdosis TE (Total Effect). 240 TE entsprechen 40 Gy in 20 Fraktionen über 4 Wochen

weiteren zeigte sich, daß eine negative Korrelation bestand zwischen Alter und Überleben und eine positive zwischen Gesamtdosis und Überleben (Abb. 4).

Metastasengröße, solitäres oder multiples Auftreten, Lokalisation, perifokales Ödem und vorausgegangene Chemotherapie hatten im eigenen Patientengut keine prognostische Relevanz.

Diskussion

Die statistische Analyse der Daten zeigte, daß das Überleben beider Gruppen identisch war. Allerdings muß hierbei einschränkend festgestellt werden, daß sich die Kollektive hinsichtlich der Prognoseparameter Karnofsky-Index und extrazerebrale Metastasierung signifikant zu Ungunsten der Mammakarzinome unterschieden. Die mediane Überlebenszeit betrug etwa 3,5 Monate und die Einjahresüberlebensrate 16%. Diese Ergebnisse entsprechen weitgehend den Erfahrungen anderer Autoren [5, 9–12]. Wenn über bessere Resultate berichtet wurde, dann blieben die Therapieabbrecher meist unberücksichtigt.

Unseres Erachtens ist es nicht verwunderlich, daß die Überlebenschancen von Patienten mit Primärtumoren unterschiedlichster Prognose im Falle einer Hirnmetastasierung weitgehend identisch sind, weil die zerebrale Filialisierung mit wenigen Ausnahmen Ausdruck einer rapiden Tumorprogression und Malignisierung (Entdifferenzierung) ist. In diesem Sinne muß auch der hohe Prozentsatz des Ansprechens einer Strahlenbehandlung interpretiert werden, auch wenn nur Dosen von 30–40 Gy zur Anwendung kommen. Selbst bei Hirnmetastasen relativ strahlenresistenter Primärtumoren haben wir des öfteren eine deutliche Rückbildung beobachtet. Die Tatsache, daß die Operation einen positiven Prognoseparameter darstellt (Abb. 3), könnte dafür sprechen, daß die lokale Versagerquote der Strahlenbehandlung mit ihrer Hilfe reduziert werden kann. Auch die Tatsache, daß das Ansprechen der Hirnmetastasen prognostisch von Bedeutung ist, könnte in diesem Sinne ausgelegt werden. Andererseits muß beachtet werden, daß nur Patienten mit einem guten Allgemeinzustand und ohne das Vorhandensein einer extrazerebralen Metastasierung einer Operation zugeführt werden, und daß beide Selektionsparameter die Prognose wesentlich beeinflussen. Solange keine prospektiven randomisierten Studien, die diese Problemstellung zum Inhalt haben, vorliegen, muß diese Frage unbeantwortet bleiben.

Geht man davon aus, daß nach Lang u. Slater [7] und DiStefano et al. [1] Patienten mit Hirnmetastasen bei Bronchial- oder Mammakarzinom ohne Behandlung eine mediane Lebenserwartung von 1 bzw. 1,5 Monaten haben, ist ein geringer lebensverlängernder Effekt der Strahlenbehandlung zu diskutieren. Man ist sich weitgehend einig darüber, daß die Strahlenbehandlung die Lebensqualität verbessert. Der gemittelte Verlauf des Karnofsky-Indexes zeigte beim eigenen Patientengut einen Anstieg um etwa 20% (Abb. 2). Dies ist in guter Übereinstimmung mit Ergebnissen von West u. Maor [13], die ebenfalls einen Anstieg um 20% feststellten. Andere Arbeitsgruppen, die an Stelle des Karnofsky-Indexes die Einteilung nach Order et al. [8] benutzten, haben ähnliches festgestellt [2, 3, 6, 11, 12].

Die Abb. 4 veranschaulicht, daß eine positive Korrelation zwischen biologisch wirksamer Dosis und Überleben ermittelt wurde. Die biologisch wirksame Dosis wurde nach dem linearquadratischen Modell errechnet. Da im eigenen Patientengut Dosis und allgemeiner Leistungszustand eng verknüpft sind, muß die Dosisabhängigkeit des Überlebens mit Zurückhaltung zur Kenntnis genommen werden. Zum einen haben die Therapieabbrecher die geringsten Dosen erhalten, und der Therapieabbruch erfolgte wegen akuter Verschlechterung des Leistungszustandes, zum anderen wurden die höchsten Dosen nur den Patienten verabfolgt, die 4–6 Wochen nach einer Ganzhirnbestrahlung keine weiteren Hirnmetastasen zeigten und bei gutem Allgemeinzustand waren. Sauer u. Pruy [10] sowie Flentje et al. [2] haben ähnliches beobachtet, auch im Patientengut der genannten Arbeitsgruppen konnten diesbezügliche Selektionsphänomene nicht ausgeschlossen werden.

Eine randomisierte Studie der RTOG [6], die einen Vergleich von 30 Gy in 10 Fraktionen über einen Zeitraum von 2 Wochen mit 50 Gy in 20 Fraktionen über 4 Wochen zum Inhalt hatte, zeigte keine Vorteile für das protrahiertere Fraktionierungsschema. Auch wir konnten nicht feststellen, daß 40 Gy in 20 Fraktionen über 4 Wochen 30 Gy in 10 Fraktionen über 2 Wochen überlegen waren. Erfahrungen mit Fraktionierungsschemata von sehr kurzer Gesamtbehandlungsdauer sind gering. Eine definitive Wertung dieser Behandlungsform ist zum gegenwärtigen Zeitpunkt noch nicht möglich. Keim et al. [4] glauben bei einer konzentrierten Bestrahlung häufiger Psychosyndrome gesehen zu haben, und Trovo et al. [11] berichten über eine stärker ausgeprägte akute Toxizität im Sinne von Kopfschmerzen, Übelkeit, Erbrechen und einer Zunahme neurologischer Ausfälle.

Schlußfolgerung

In der Weltliteratur besteht weitgehend Einigkeit darüber, daß eine Strahlentherapie von Hirnmetastasen eine sinnvolle Maßnahme darstellt, weil in vielen Fällen eine deutliche Besserung der Lebensqualität erreicht wird. Da bei einer Hirnmetastasierung die mediane Überlebenszeit in der Größenordnung von 3–4 Monaten liegt, ist eine kurze Gesamtbehandlungsdauer erstrebenswert. Die Ergebnisse zahlreicher Autoren und die eigenen Daten sprechen dafür, daß 30 Gy in 10 Fraktionen, verabfolgt über einen Zeitraum von 2 Wochen, einen guten Kompromiß darstellen zwischen Aufwand und Gewinn. Da 88% unserer Patienten im CT ein perifokales Ödem zeigten, halten wir eine zusätzliche medikamentöse Behandlung mit Dexamethason für angezeigt. Es besteht keine Veranlassung, Patientinnen mit Hirnmetastasen bei Mammakarzinom anders zu bestrahlen, als solche mit einer zerebralen Filialisierung, ausgehend von anderen Primärtumoren.

Es könnte sein, daß Patienten mit solitären Hirnmetastasen ohne extrazerebrale Tumorenaussaat bei gutem Allgemeinzustand (Karnofsky-Index $\geq 70\%$) von einer lokalen Dosiserhöhung oder einer zusätzlichen Operation profitieren. Das Ausmaß dieses evtl. Gewinns muß jedoch bei realistischer Betrachtungsweise als relativ gering angesehen werden.

Zusammenfassung

32 Patientinnen mit Hirnmetastasen bei Mammakarzinom und 110 Patienten mit einer zerebralen Filialisierung, die von anderen Primärtumoren ausging, wurden nach Strahlenbehandlung einer vergleichenden Analyse unterzogen. Bezüglich lokaler Tumorrückbildung, Überleben und Lebensqualität nach Bestrahlung konnten keine signifikanten Unterschiede zwischen beiden Kollektiven ermittelt werden. Die mediane Überlebenszeit lag bei 3,5 Monaten und die Einjahresüberlebensrate bei 16%, wenn die Therapieabbrecher miteinbezogen wurden.

Die Bestrahlung führte häufig zu einer deutlichen Besserung der Lebensqualität in der Größenordnung von 20% nach der Karnofsky-Skala. Prognoseparameter waren allgemeiner Leistungszustand, Therapieabbruch, extrazerebrale Metastasierung, vorausgegangene Operation und lokales Therapieresultat. Zwischen Alter und Überleben wurde eine negative und zwischen biologisch wirksamer Dosis und Überleben eine positive Korrelation ermittelt. 40 Gy, appliziert in 20 Fraktionen über einen Zeitraum von 4 Wochen, waren 30 Gy in 10 Fraktionen über 2 Wochen nicht überlegen, d. h. in Anbetracht der schlechten Prognose ist letztgenanntem Dosierungs- und Fraktionierungsschema der Vorzug zu geben. Patienten mit Solitärmetastasen ohne extrazerebrale Tumoraussaat und gutem Allgemeinzustand profitieren evtl. von einer lokalen Dosiserhöhung über das genannte Maß hinaus oder von einer zusätzlichen Operation.

Literatur

1. DiStefano A, Yap HY, Hortobagyi GN, Blumenschein GR (1979) The natural history of breast cancer patients with brain metastases. Cancer 44:1913–1918
2. Flentje M, Kober B, Kohlmann H, Schneider G, Kimmig B (1987) Ergebnisse der Strahlentherapie bei Hirnmetastasen unter Berücksichtigung der Computertomographie. Strahlenther Onkol 163:148–153
3. Glanzmann C, Jutz P, Horst W (1976) Ergebnisse der Strahlentherapie bei Hirnmetastasen (118 Fälle). Strahlentherapie 152:352–357
4. Keim H, Potthoff PC, Neiss A (1984) Behandlungsergebnisse bei Hirnmetastasen mit primärer Bestrahlung und nach Operation und Nachbestrahlung. Strahlentherapie 160:309–317
5. Kirschberger R, Arndt D, Schmidt C (1983) Ist bei metastatischen Hirntumoren eine Strahlentherapie indiziert? Strahlentherapie 159:602–605
6. Kurtz JM, Gelber R, Brady LW, Carella RJ, Cooper JS (1981) The palliation of brain metastases in a favorable patient population: a randomized clinical trial by the Radiation Therapy Oncology Group. Int J Radiat Oncol Biol Phys 7:891–895
7. Lang EF, Slater J (1964) Metastatic brain tumor. Results of surgical and nonsurgical treatment. Surg Clin N Am 44:865–872
8. Order SE, Hellmann S, Essen CF von, Kligerman MM (1968) Improvement in quality of survival following whole-brain irradiation for brain metastasis. Radiology 91:149–153
9. Posner JB (1977) Management of central nervous system metastases. Semin Oncol 4:81–87
10. Sauer R, Pruy W (1986) Zur Radiotherapie von Hirnmetastasen. Untersuchungen zur Technik, Fraktionierung und Dosierung anhand von 252 Fällen (1986). Tumordiagn Ther 7:45–51
11. Trovo MG, Minatel E, Veronesi A et al. (1982) Radiotherapy of brain metastases: conventional versus concentrated treatment. Strahlentherapie 158:20–22
12. Turalba CIC, El-Mahdi AM, Peeples WJ (1980) Palliative irradiation of brain metastases. Acta Radiol Oncol 19:335–341
13. West J, Maor M (1980) Intracranial metastases: Behavioral patterns related to primary site and results of treatment by whole brain irradiation. Int J Radiat Oncol Biol Phys 6:11–15

Hochdosierte palliative Radiotherapie von Hirnmetastasen bei Mammakarzinomen – klinische Erfahrungen

B. Sartorelli, C. Glanzmann und U. M. Lütolf

Einleitung

Als Ergebnis mehrerer randomisierter Studien wurde in den 70er Jahren von der RTOG als Standardschema für die palliative Radiotherapie (RT) von ZNS-Metastasen die Ganzhirnbestrahlung mit 10 ·3 Gy in 2 Wochen empfohlen [1]. Es wurde ferner geprüft, ob nicht mit einer höheren Dosierung der palliativen RT auch höhere Remissionsraten erzielt werden könnten [2, 5].

Bereits vor Publikation der Ergebnisse der RTOG-Studien [1, 2, 5] wurde in unserer Klinik das Therapieschema der palliativen RT des Schädels bei ZNS-Metastasen von 20 · 2 Gy in 4 Wochen auf 10 ·3 Gy in 2 Wochen verkürzt. 1979 wurde dann die Dosis der Ganzhirnbestrahlung auf 13 – 14 · 3 Gy in 2,5 – 3 Wochen erhöht. Zusätzlich wurde bei Patienten mit solitären ZNS-Metastasen und ohne weitere Fernmetastasen eine lokale Aufsättigung mit 5 · 2 Gy in 1 Woche vorgenommen. Im folgenden werden unsere Erfahrungen mit diesem Therapieschema bei Patientinnen mit zerebral metastasierten Mammakarzinomen analysiert.

Patientinnen und Methoden

Von 1980 – 1987 erhielten insgesamt 145 Patientinnen, davon 37 mit metastasiertem Mammakarzinom (Ca), wegen ZNS-Metastasen eine palliative, hochdosierte Ganzhirnbestrahlung mit 39 – 42 Gy bei einer Fraktionierung von 3 Gy/Tag und 5 Fraktionen/Woche sowie bei solitären Hirnmetastasen eine lokale Aufsättigung mit 10 Gy (5 · 2 Gy in 5 Tagen). Neben einer klinischen Untersuchung und einer Abklärung, ob weitere Fernmetastasen bestehen, wurde bei allen Pat. prä- und posttherapeutisch eine Computertomographie des ZNS durchgeführt.

Der Neurostatus wurde in Analogie zu den von der RTOG [1] nach Order [6] modifizierten Kriterien in die Gruppen N1 (primär guter neurologischer Funktionszustand) bis N4 (Pat. komatös, nicht kommunikationsfähig) klassifiziert (Tabelle 1). Pat., die sich primär im Stadium N4 befanden, wurden in die Analyse der Wirkung der hochdosierten, palliativen RT des ZNS und der Abschätzung der Toxizität dieser Therapie nicht eingeschlossen.

Die Ganzhirnbestrahlung wurde über lateral opponierende Felder bis zu einer Gesamtdosis von 39 – 42 Gy (3 Gy/F, 5 F/Woche), dosiert auf die Mitte

Tabelle 1. Ergebnisse: Neurostatus (Klassifizierung nach RTOG/Order)

N 1:	intellektuell und physisch voll arbeitsfähig, keine bis leichte neurologische Befunde
N 2:	intellektuell intakt: normale Aktivitäten möglich, keine Pflege oder Hospitalisation nötig
N 3:	Einschränkung der normalen Aktivitäten, pflegebedürftig, bettlägerig und/oder Einschränkung der intellektuellen Leistung
N 4:	keine Aktivitäten oder Kommunikation möglich, pflegebedürftig, im Koma

des Durchmessers im Zentralstrahl vorgenommen. Bei Pat. mit solitären ZNS-Metastasen wurde ein Boost auf die befallene Region mit 10 Gy (2 Gy/F, 5 F/Woche) appliziert. Die RT erfolgte mit ^{60}Co oder 6 bzw. 18 MV Photonen eines Linearbeschleunigers. Bei 2 Pat. wurde eine Exstirpation der ZNS-Metastase durchgeführt. Nach Stellung der Diagnose von Hirnmetastasen erhielten die Pat. Kortikosteroide, z.T. auch Furosemid. Bei Besserung des neurologischen Funktionszustandes oder bei konstant gutem bis befriedigendem Neurostatus wurden diese Medikamente nach Abschluß der RT abgesetzt.

Ergebnisse

37 Patientinnen mit einem mittleren Alter von 49,9 (24–72) Jahren erhielten von 1980–1987 eine palliative hochdosierte RT des ZNS. Bei 35 % der Pat. wurde computertomographisch ein solitärer ZNS-Befall festgestellt, bei 65 % wurden multiple ZNS-Metastasen diagnostiziert. Die RT wurde bei 2 Pat. wegen Progredienz der ZNS-Symptomatik sowie bei 1 Pat. wegen zunehmender Verschlechterung des Allgemeinzustandes abgebrochen.

Tabelle 2 zeigt die Verteilung der neurologischen Funktionsklassen vor und nach der hochdosierten RT des ZNS. Eine Verbesserung des neurologischen Funktionszustandes konnte bei insgesamt 68 % der Pat. (N2 + N3) erzielt werden. Patientinnen mit schwerwiegenden neurologischen Störungen zeigten in 9 von 23 Fällen (39 %) eine Besserung mit gutem bis sehr gutem Neurostatus (N1) und in 12 von 23 Fällen (52 %) konnte eine befriedigende

Tabelle 2. Ergebnisse: Neurostatus (Verteilung der Funktionsklassen)

	Neurostatus vor RT	Neurostatus nach RT
N1:	3 Pat. (8 %)	18 Pat. (49 %)
N2:	11 Pat. (30 %)	14 Pat. (39 %)
N3:	23 Pat. (62 %)	1 Pat. (2 %)
N4:	n. d.	2 Pat. (5 %)
ne:		2 Pat. (5 %)

Tabelle 3. Ergebnisse: Neurostatus

– Verbesserung insgesamt in 68 % d. Pat.
N3→N2 und N1: 21 (von 23) Pat.
N2→N1:   6 (von 10) Pat.
– guter neurologischer Funktionszustand bleibt erhalten:
N1→N1:   3 (von 3) Pat.

Verbesserung der neurologischen Symptomatik (N2) herbeigeführt werden. Ein primär guter Neurostatus (N1) blieb bei 3 von 3 Pat. erhalten (Tabelle 3).

Die mittlere Überlebenszeit nach Stellung der Diagnose eines ZNS-Befalls betrug 9,8 (1–70) Monate mit einem Medianwert von 4,5 Monaten. Bei 14 von 37 Pat. (38 %) waren ZNS-Metastasen die unmittelbare Todesursache.

Eine Autopsie wurde bei 10 Pat. durchgeführt und zeigte in allen Fällen trotz hochdosierter RT noch Tumorgewebe. Ferner fand sich bei 2 Pat. mit einer Überlebenszeit von mehr als 5 Jahren eine Leukenzephalopathie.

Diskussion

Die Rate der Verbesserung neurologischer Symptome bei ZNS-Metastasen bzw. der Stabilisierung eines primär guten Neurostatus nach palliativer hochdosierter RT des ZNS entspricht weitgehend unseren früheren Resultaten bei Bestrahlungen mit 20 · 2 Gy in 4 Wochen oder 10 · 3 Gy in 2 Wochen [4] sowie den von der RTOG für die Gruppe der Pat. mit Mamma-Ca publizierten Daten [1, 2, 5]. Ein sicherer Vorteil einer höherdosierten palliativen RT des ZNS beim metastasierten Mamma-Ca mit 39–42 Gy und 3 Gy/Fraktion im Vergleich zu einer palliativen RT mit 10 · 3 Gy existiert nach unseren Erfahrungen nicht.

Die Zahl der Patientinnen mit Mamma-Ca ist insgesamt zu klein, um eine Untergruppe mit günstiger Prognose herauszufinden, die von einer hochdosierten RT des ZNS profitieren könnte. Eine Analyse aller Pat., die in unserer Klinik wegen ZNS-Metastasen therapiert wurden, zeigt hingegen eine Gruppe von etwa 12 %, die hochdosiert bestrahlt werden sollte [3]. Aufgrund der in unserem Patientengut beobachteten Zunahme des Auftretens schwerwiegender Komplikationen wie die einer Leukenzephalopathie bei der Durchführung einer palliativen hochdosierten mit 13–14 · 3 Gy und einer möglichen Aufsättigung mit 5 · 2 Gy würden wir für diese Patienten eine höherdosierte RT mit konventioneller Fraktionierung (25 · 2 Gy) und nach Möglichkeit mit Exstirpation der ZNS-Metastase empfehlen.

Literatur

1. Borgelt B, Gelber R, Kramer S et al. (1980) The palliation of brain metastases: Final results of the first two studies by the radiation therapy oncology group. Int J Radiat Oncol Biol Phys 6:1–9
2. Gelber RD, Larson M, Borgelt BB, Kramer S (1981) Equivalence of radiation schedules for the palliative treatment of brain metastases in patients with favorable prognosis. Cancer 48:1749–1753
3. Glanzmann C (1990) Palliative Radiotherapie von Hirnmetastasen solider Tumoren: Erfahrungen mit hohen Dosen. (In Druck)
4. Glanzmann C, Jutz P, Horst W (1976) Ergebnisse der Strahlentherapie bei Hirnmetastasen. Strahlentherapie 152:352–357
5. Kurtz JM, Gelber R, Brady LW, Carela RJ, Cooper JS (1981) The palliation of brain metastases in a favorable patient population: A randomized clinical trial by the radiation therapy oncology group. Int J Radiat Oncol Biol Phys 7:891–895
6. Order SE, Hellman S, Essen CF von, Kligerman MM (1968) Improvement in quality of survival following whole-brain irradiation for brain metastasis. Radiology 91:149–153

Systemische Therapie zerebraler Metastasen beim Mammakarzinom

E. D. Kreuser, C. Schuster und E. Thiel

Einleitung

Über das Behandlungskonzept zerebraler Metastasen bei Patientinnen mit Mammakarzinom besteht derzeit noch kein Konsens, obwohl die Strahlentherapie als Standardtherapie angesehen wird. Dies hat mehrere Gründe. Erstens liegen randomisierte Studien über die Wertigkeit der Chemotherapie, Strahlentherapie und Chirurgie nicht vor. Zweitens wurde der Chemotherapie zerebraler Metastasen beim Mammakarzinom erst in jüngster Zeit größere Aufmerksamkeit geschenkt. Und drittens ist die Prognose dieser Patientinnen sehr unterschiedlich, da Gehirnmetastasen früh, aber auch spät im Verlauf der Dissemination auftreten können.

Präklinische und klinische Untersuchungen haben die systemische Therapie zerebraler Metastasen auf eine fundiertere Basis gestellt. Die tumorindizierte Neoangiogenese in zerebralen Metastasen geht mit einer Proliferation nichtneuraler Kapillaren einher, die häufig keine intakte Blut-Hirn-Schranke besitzen. Dadurch wird die Pharmakokinetik auch nicht liquorgängiger Zytostatika verändert, so daß effektive intratumorale Zytostatikaspiegel erreicht werden können. Darüber hinaus können hochdosierte, auch nicht liquorgängige Zytostatika, vor allem bei Vorliegen einer Meningeosis carcinomatosa, die Blut-Liquor-Schranke passieren, wodurch ausreichend hohe Liquorspiegel erreicht werden können.

Eine systemische Therapie zerebraler Metastasen scheint gerade beim Mammakarzinom naheliegend, da bei über 80 % dieser Patientinnen gleichzeitig extrazerebrale Metastasen vorliegen, die meist einer systemischen Therapie bedürfen. Auch ist im Gegensatz zu anderen soliden Tumoren das Mammakarzinom hormon- und/oder chemotherapie-sensitiv, was erklärt, daß die systemische Therapie zerebraler Metastasen beim Mammakarzinom häufiger zu Remissionen führen kann als bei chemotherapie-resistenten Primärtumoren.

Ziel dieser Übersichtsarbeit ist es, aktuelle morphologische, radiologische und pharmakokinetische Aspekte der Blut-Hirn-Schranke und deren Bedeutung für die systemische Therapie zerebraler Metastasen beim Mammakarzinom darzustellen.

Häufigkeit

Die Häufigkeit zerebraler Metastasen beim Mammakarzinom liegt in Abhängigkeit vom untersuchten Kollektiv zwischen 6% und 39%. Bezogen auf alle Patientinnen im disseminierten Stadium treten zerebrale Metastasen bei 9–12% der Patientinnen auf [27, 32].

Morphologisches Substrat der Blut-Hirn-Schranke

Die Blut-Hirn-Schranke ist ein System von Gewebebestandteilen, das die Bewegungen von Ionen, Proteinen und wasserlöslichen Substanzen zwischen dem Blut und dem Zentralnervensystem reguliert. Die Schranke zwischen Blut und extrazellulärer Flüssigkeit des Gehirns befindet sich am Endothel der Gehirnkapillaren, während sich die Schranke zwischen Blut und Liquor am Epithel des Plexus chorioideus und der Arachnoidea befindet. Da die Diffusion zwischen den Zellen durch die „tight junctions" weitgehend verhindert wird, erfolgt der Transport für Flüssigkeit durch die Blut-Hirn-Schranke hauptsächlich transzellulär. Unter physiologischen Bedingungen existiert deshalb für wasserlösliche Zytostatika nur eine niedrige Permeabilität. Die Lipidlöslichkeit eines Zytostatikums ist der entscheidende Parameter für die Permeationsfähigkeit durch die Lipidmembranen der Gliazellen und Endothelzellen der Kapillaren [24]. Im Gegensatz zu neuralen Kapillaren mit intakter Blut-Hirn-Schranke bilden zerebrale Metastasen von Lymphomen oder soliden Tumoren nichtneurale Kapillaren ohne „tight junctions", mit interzellulären „gaps" und fenestrierten Basalmembranen, so daß eine effektive Blut-Hirn-Schranke häufig nicht mehr vorliegt [18]. Die intensive extravaskuläre Anreicherung von Kontrastmittel in intrazerebralen Metastasen im Computertomogramm beweist das Vorliegen nichtneuraler Kapillaren und erklärt die veränderte Pharmakokinetik von Zytostatika [28, 34].

Pharmakokinetik bei gestörter Blut-Hirn-Schranke

Präklinische Untersuchungen

Es konnte nachgewiesen werden, daß fluorierte Pyrimidine, die nur eine geringe Lipidlöslichkeit aufweisen, eine 11mal höhere Konzentration im Tumorgewebe als im normalen Gehirngewebe erreichen [19]. Ushio et al. [32] haben im Tier-Modell bei experimentell induzierter Meningeosis carcinomatosa durch eine systemische Therapie mit Cyclophosphamid, Nitrosoharnstoff und Methotrexat eine signifikante Lebensverlängerung der Tiere nachgewiesen, dagegen nicht mit Cytosin-Arabinosid. Hasegawa et al. [9] zeigten, daß bei experimentell induzierten Gehirnmetastasen durch eine systemische Therapie mit Nitrosoharnstoff-Derivaten und Cyclophosphamid die Überlebenszeit um 135–213% gegenüber den Kontrolltieren verlängert werden konnte.

Auffallend war, daß Methotrexat, Procarbazin und Dexamethason das Überleben der Tiere nicht verlängern konnten. Trotz dieser günstigen Beeinflussung des Überlebens wurden die Tiere durch eine systemische Therapie nicht geheilt. Diese Beobachtung könnte ein Hinweis dafür sein, daß die Blut-Hirn-Schranke in der Peripherie des Tumors noch erhalten war, so daß dort keine genügend hohen Wirkspiegel erreicht wurden [9]. Mit Hilfe der quantitativen Autoradiographie konnten Hasegawa et al. [10] zeigen, daß die Permeabilität von der Metastasengröße abhängig war. Metastasen unter 1 mm Durchmesser zeigen keine erhöhte Permeabilität. Mit der Tumorgröße nahm auch die Permeabilität zu. Diese experimentellen Untersuchungen weisen darauf hin, daß die Molekülgröße und die Lipidlöslichkeit nicht die entscheidenden Parameter für die Wirksamkeit von Zytostatika bei zerebralen Metastasen zu sein scheinen, sondern vielmehr der Funktionszustand der Kapillaren, die das morphologische Substrat der Blut-Hirn-Schranke darstellen, welcher die Pharmakokinetik entscheidend beeinflußt.

Klinische Untersuchungen

Ginsberg et al. [5] bestimmten gleichzeitig Serum- und Liquorspiegel nach i.v. Applikationen von Bleomycin, Cisplatin und Vinblastin. Während für Bleomycin und Cisplatin signifikante Liquorspiegel nachgewiesen werden konnten, gelang dies für Vinblastin nicht. Dies zeigt, daß auf Grund der Lipidlöslichkeit und Molekülgröße eines Zytostatikums kaum vorhersagbar ist, welche Liquorspiegel bei i.v. Applikationen zu erreichen sind. Man würde nicht erwarten, daß Bleomycin im Liquor aufgrund des ionisierten Moleküls und der geringen Lipidlöslichkeit angereichert wird [5].

Stewart et al. [31] untersuchten ebenfalls die Pharmakokinetik von Zytostatika bei intrazerebralen Metastasen. Nach i.v. Gabe von Cisplatin bestimmten sie die Zytostatikaspiegel im Liquor-, im intrazerebralen Tumor und im Gehirngewebe. Im Gegensatz zu den Daten von Ginsberg et al. [5] beobachteten Stewart et al. [31] sehr niedrige Liquorspiegel. Darüber hinaus zeigten sie, daß in zerebralen Metastasen die Cisplatin-Spiegel hoch, dagegen im Gehirn die Spiegel niedrig waren.

Eine Erhöhung der Zytostatikadosis kann zu höheren Liquorspiegeln führen. Postmus et al. [23] erreichten durch eine hochdosierte i.v. Applikation von Etoposid bei 4 von 5 Patienten mit Meningeosis carcinomatosa eine deutliche klinische Besserung und Abnahme der Zellzahl. Darüber hinaus konnten sie zeigen, daß durch eine hochdosierte Etoposidtherapie klinisch ausreichend hohe Liquorspiegel erreicht werden können [22].

Zusammenfassend zeigen diese präklinischen und klinischen Untersuchungen zur Pharmakokinetik von Zytostatika bei zerebralen Metastasen, daß die Molekülgröße, die Lipidlöslichkeit, die Dissoziationskonstante und der pH nicht die entscheidenden Parameter bezüglich der Wirksamkeit darstellen.

Tabelle 1. Primäre Hormon- und/oder Chemotherapien bei Patientinnen mit Mammakarzinom und zerebralen Metastasen

Regime[1]	Anzahl der Patienten	Remissionen (CR + PR)	Mediane Überlebenszeit (Monate)	Autor
CYC, FU	4	50%	14	Wilson et al. (1965)
CYC, FU, ME, MP, VBL	8	75%	7	Heiss et al. (1974)
CCNU, VIN, MTX	11	45%	6	Hildebrand et al. (1975)
CCNU, ADR, VM-26	8	75%	9	Pouillart et al. (1977)
BCNU/CCNU	3	0%	3	Shapiro et al. (1980)
FLU	1	CR	16	Sparrow u. Rubens (1981)
TAM	1	CR	30 +	Carey et al. (1981)
BROM	1	CR	18 +	Grisoli et al. (1981)
FAC + TAM	11	87%	13	Mende et al. (1983)
CYC, MTX, P	11	64%	5	Krauseneck et al. (1984)
TAM	1	CR	14	Hansen et al. (1986)
CYC, FU, P; CYC, ADR, u.a.	100	50%	24	Rosner et al. (1986)
MITO	2	100%	?	Hug u. Hort et al. (1988)
	161	Median: 64%	Median: 7	

[1] ADR = Adriblastin, AM = Amethopterin, BCNU = Carmustin, BROM = Bromocriptin, CCNU = Lomustin, CYC = Cyclophosphamid, FLU = Fluoxymesteron, FU = 5-Fluorouracil, ME = Methylhydrazin, MITO = Mitomycin C, MP = Mercaptopurin, MTX = Methotrexat, P = Prednison, TAM = Tamoxifen, VBL = Vinblastin, VIN = Vincristin, VM-26 = Teniposid

Hormontherapie bei zerebralen Metastasen

Es liegen mehrere Fallberichte in der Literatur vor, die zeigen, daß eine alleinige Hormontherapie bei Vorliegen intrazerebraler Metastasen beim Mammakarzinom zu langanhaltenden kompletten Remissionen führen kann (Tabelle 1). Sparrow u. Rubens [30] berichteten in ihrer großen Serie über eine Patientin, die täglich 10 mg Fluoxymesteron bei zerebralen Metastasen erhielt. Eine völlige Rückbildung der Gehirnmetastasen wurde über 16 Monate beobachtet.

Carey et al. [2] sowie Hansen et al. [8] berichteten über eine vollständige Rückbildung zerebraler Metastasen unter Tamoxifen, die über 14 bzw. 30 Monate anhielt. Ebenso wurde durch Grisoli et al. [7] die vollständige Rückbildung einer großvolumigen Hirnmetastase einer Patientin unter 7,5 mg Bromocriptin mitgeteilt, die über 18 Monate anhielt. Obwohl nur kasuistische Mitteilungen in der Literatur über eine Hormontherapie bei zerebralen Metastasen vorliegen, zeigen diese, daß eine alleinige Hormontherapie zu langanhaltenen Remissionen führen kann.

Chemotherapie bei zerebralen Metastasen

In mehreren Studien konnte gezeigt werden, daß eine Chemotherapie zerebraler Metastasen beim Mammakarzinom in etwa 60 % zu partiellen und kompletten Remissionen führt (Tabelle 1). Wilson und de la Garza [35] berichteten erstmals über Remissionen bei 8/13 Patientinnen mit Hirnmetastasen solider Tumoren. Unter der Therapie mit 5-Fluorouracil bzw. 5-Fluorodeoxyuridin kam es bei 4/13 Patientinnen mit Mammakarzinom zu einer deutlichen Besserung der neurologischen Störungen. Mende et al. [20] behandelten 11 Patientinnen mit Mammakarzinom und zerebralen Metastasen mit einer kombinierten Hormon- und Chemotherapie. Unter der Therapie mit Tamoxifen und FAC (5-Fluorouracil, Adriblastin, Cyclophosphamid) konnten diese Autoren eine Remissionsrate von 91 % beobachten. In einem kürzlich durchgeführten Update lag die Remissionsrate noch bei 87 %, einer medianen Überlebenszeit von 13 Monaten (6–47) (Tabelle 2, persönliche Mitteilung). Rosner et al. [27] untersuchten die Wirksamkeit einer primären Chemotherapie bei 100 Patientinnen mit Mammakarzinom und zerebralen Metastasen. 50 % der Patientinnen zeigten eine objektive Remission mit 10 % kompletten zerebralen Remissionen. Die mediane Dauer der kompletten Remissionen betrug 10 Monate, die der partiellen 7 Monate (2–72). Unter der Therapie mit Cyclophosphamid (C), 5-Fluorouracil (F) und Prednison (P) zeigten 27/52 (52 %) ein Ansprechen, unter CFP + Methotrexat (M) und Vincristin (V) 19/35 (54 %) und 3/7 (43 %) unter einer Chemotherapie mit MVP. 13/35 (37 %) der Patientinnen, die ein Rezidiv ihrer Hirnmetastasen aufwiesen, konnten mit einer nochmaligen Chemotherapie erfolgreich behandelt werden. Die mediane Überlebenszeit der Patientinnen mit kompletter und partieller Remission betrug 39,5 Monate bzw. 10,5 Monate, während die Nonresponder nur eine

Tabelle 2. Rationale Grundlagen für eine systemische Therapie bei intrazerebralen Metastasen beim Mammakarzinom

- Hormon-Zytostatika sensitiver Tumor
- Tumorinduzierte Neoangiogenese häufig ohne effektive Blut-Hirn-Schranke
- Effektive Zytostatika-Spiegel in Hirnmetastasen möglich
- Erhöhung der Permeabilität der Blut-Liquor-Schranke durch hochdosierte Zytostatika
- Nachgewiesene Wirksamkeit

mediane Überlebenszeit von 1,5 Monaten aufwiesen. Mehr als 30% aller Patientinnen lebten mehr als 12 Monate. Eine vorherige systemische Therapie beeinflußte das Ansprechen zerebraler Metastasen nicht entscheidend. Nach hormoneller Vorbehandlung konnte bei 62% der Patientinnen, nach zytostatischer noch in 50% Remissionen induziert werden (27).

Tabelle 1 gibt einen Überblick über die vorliegenden Studien der systemischen Therapie bei zerebralen Metastasen beim Mammakarzinom. Die mediane Remissionsrate unter Berücksichtigung von 9 Studien liegt bei 64% und die mediane Überlebenszeit bei 7 Monaten. Verschiedene, beim Mammakarzinom wirksame Regime scheinen zu ähnlichen Remissionsraten zu führen. Interessant ist, daß Chemotherapien, die lipidlösliche Zytostatika enthalten, nicht zu höheren Remissionsraten führen als solche mit wasserlöslichen Zytostatika.

Nicht geklärt ist die Frage, ob bei Vorliegen von zerebralen Metastasen eine alleinige Hormontherapie bei positiven Östrogen- und/oder Progesteronrezeptoren versucht werden kann. Gehirnmetastasen gelten als „High-risk"-Kriterium, weshalb diese Patientinnen in der Regel eine Chemotherapie erhalten. Weiterhin ist die Frage offen, ob eine simultane Hormon- und Chemotherapie effektiver ist als eine Chemotherapie alleine.

Auch noch nicht genügend untersucht ist die Frage, ob bei zytostatischer Vorbehandlung eine Chemotherapie von zerebralen Metastasen noch effektiv ist. Allerdings konnte Rosner et al. [27] noch eine Ansprechrate von 50% bei zytostatisch vorbehandelten Patienten beobachten. Die rationalen Grundlagen, die eine systemische Therapie intrazerebraler Metastasen beim Mammakarzinom rechtfertigen, sind in Tabelle 2 zusammengefaßt.

Simultane Chemo- und Strahlentherapie

Die vorliegenden Daten über die Therapieergebnisse einer simultanen Chemo- und Strahlentherapie bei zerebralen Metastasen legen den Verdacht nahe, daß ein solches Vorgehen gegenüber der alleinigen Chemo- oder Strahlentherapie keine Vorteile bietet (Tabelle 3).

Tabelle 3. Chemotherapie und Strahlentherapie bei Patientinnen mit Mammakarzinom und zerebralen Metastasen

Chemotherapie[a]	Strahlentherapie	Anzahl der Patienten	Remissionen (CR+PR)	Mediane Überlebenszeit (Monate)	Autor
ADM, FU, DEXA	30–40 Gy	61	52%	11	Casimir et al. (1981)
BCNU, CCNU	55 Gy	27	14%	7,5	Robustelli et al. (1984)
CISPLA	50 Gy	3[b]	100%	6	Hidalgo et al. (1987)

[a] Abkürzungen der Zytostatika: vergleiche Tabelle 1; [b] i.a. bzw. i.v.

Allerdings muß berücksichtigt werden, daß bei einem Großteil der Patienten, die eine Strahlentherapie aufgrund zerebraler Metastasen erhalten, parallel eine systemische Therapie durchgeführt wird. So berichteten Falk et al. [4], daß von 32 Patientinnen, die eine zerebrale Bestrahlung wegen Hirnmetastasen erhielten, 28/32 (84 %) auch eine systemische Chemotherapie erhielten.

Es gibt Hinweise, daß bei gleichzeitiger Bestrahlung und Chemotherapie das Risiko der Spättoxizität erhöht ist. Johnson et al. [15] konnten im Median 6 Jahre nach simultaner Bestrahlung des Gehirns und Chemotherapie bei 75 % der Patienten neurologische Störungen und pathologische CT-Veränderungen des Gehirns, bei 65 % neurophysiologische Störungen und bei 60 % mentale Störungen nachweisen. Auf Grund der wahrscheinlich nicht höheren Effektivität einer simultanen Chemo- und Strahlentherapie und der potentiell höheren ZNS-Toxizität ist eine kombinierte Therapie meist nicht indiziert. Da bei vorliegen zerebraler Metastasen nur selten Langzeitremissionen beobachtet werden, ist die Spättoxizität allerdings meist nicht von klinischer Relevanz.

Zusammenfassung

Durch eine systemische Therapie werden bei Patientinnen mit Mammakarzinom und Gehirnmetastasen in etwa 60 % komplette und partielle zerebrale Remissionen beobachtet. Darüber hinaus zeigen einige Kasuistiken, daß eine alleinige Hormontherapie zu lang anhaltenden Remissionen der zerebralen Metastasen führen kann. Eine simultane Strahlen- und Chemotherapie scheint einer alleinigen Chemo- oder Strahlentherapie nicht überlegen zu sein und scheint das Risiko der Spättoxizität zu erhöhen.

Die Effektivität einer systemischen Therapie kann durch die veränderte Pharmakokinetik von Zytostatika in intrazerebralen Metastasen erklärt werden. Sie induzieren eine Proliferation nichtneuraler Kapillaren häufig ohne effektive Blut-Hirn-Schranke. Pharmakokinetische Untersuchungen haben gezeigt, daß in Gehirnmetastasen ausreichend hohe Spiegel auch nicht-lipidlöslicher Zytostatika nachweisbar sind. Darüber hinaus konnte durch radiologische Untersuchungen der Beweis erbracht werden, daß die Blut-Hirn-Schranke in intrazerebralen Metastasen fehlt.

Da das Mammakarzinom chemotherapie-sensitiv ist, die Wirksamkeit der systemischen Therapie bei Gehirnmetastasen nachgewiesen wurde, eine extrazerebrale Tumormanifestation bei über 80 % der Patientinnen mit zerebralen Metastasen vorliegt und darüber hinaus die extrazerebrale Tumorprogression die häufigste Todesursache ist, erscheint die systemische Therapie bei zerebralen Metastasen ein sinnvolles Konzept, dessen Wertigkeit durch weitere Studien untermauert werden muß.

Literatur

1. Borgelt B, Gelber R, Larson M, Hendrickson F, Griffin T, Roth R (1981) Ultra-rapid high dose irradiation schedules for the palliation of brain metastases: final results of the first two studies by the radiation therapy oncology group. Rad Oncol Biol Phys 7:1633–1638
2. Carey RW, Davis JM, Zervas NT (1981) Tamoxifen-induced regression of cerebral metastases in breast carcinoma. Cancer Treat Rep 65:793–795
3. Casimir M, DiStefano A, Hortobagyi GN, Blumenschein GR (1981) The influence of combined modality treatment on the survival of breast cancer patients with brain metastases. Proc Am Soc Clin Oncol 22:442
4. Falk W, Halama JM, Halama J (1985) Radioonkologische Überlegungen zur Therapie von Hirnmetastasen anhand von 140 eigenen Fällen. Strahlentherapie 161(1):13–22
5. Ginsberg S, Kirshner J, Reich S (1981) Systemic chemotherapy for a primary germ cell tumor of the brain: a pharmacokinetic study. Cancer Treat Rep 65:477–483
6. Glass JP, Foley KM (1987) Brain metastases in patients with breast cancer. In: Harris JR, Hellman S, Henderson IC, Kinne DW (eds). Breast diseases. Lippincott, Philadelphia, pp 480–488
7. Grisoli F, Vincentelli F, Foa J (1981) Effects of bromocriptine on brain metastasis in breast cancer. Lancet II:745
8. Hansen SB, Galsgärd H, Eyben FE von, Westergaard-Nielsen V, Wolf-Jensen J (1986) Tamoxifen for brain metastases from breast cancer. Ann Neurol 20:544
9. Hasegawa H, Shapiro WR, Posner JB, Basler G (1979) Effect of 1-(4-Amino-2-methyl-5-pyrimidinyl)methyl-3-(2-chloroethyl)-3-nitrosourea hydrochloride on experimental brain tumors. Cancer Res 39:2687–2690
10. Hasegawa H, Ushio Y, Hayakawa T, Yamada K, Mogami H (1983) Changes in the blood-brain barrier transport in experimental metastatic brain tumors. J Neurosurg 59:304
11. Heiss WD, Kroiss A, Kühböck J, Profanter W (1974) Kombinierte zytostatische Therapie maligner Hirntumoren. MMW 116:1957–1960
12. Hidalgo V, Dy C, Hidalgo OF, Calvo A (1987) Simultaneous radiotherapy and cis-platinum for the treatment of brain metastases. J Clin Oncol 10:205–209
13. Hildebrand J, Brihaye J, Wagenknecht L, Michel J, Kenis Y (1975) Combination chemotherapy with CCNU, vincristine and methotrexate in primary and metastatic brain tumors. Eur J Cancer 11:585–587
14. Hug V, Hort G (1988) Mitromycin for treatment of brain parenchymal disease. J Clin Oncol 6:1787
15. Johnson BE, Becker B, Goff WB (1985) Neurologic, neuropsychologic, and computed cranial tomography scan abnormalities in 2- to 10-year survivors of small-cell lung cancer. J Clin Oncol 3:1659–1667
16. Keim H, Potthoff RC, Neiss A (1984) Behandlungsergebnisse bei Hirnmetastasen mit primärer Bestrahlung und nach Operation und Nachbestrahlung. Strahlentherapie 160:309–317
17. Krauseneck P (1980) Chemotherapie von Hirnmetastasen. In: v. Heyden HW, Krauseneck P (Hrsg) Aktuelle Onkologie, Bd 13. Zuckschwerdt, München S 167–179
18. Levin VL (1975) A pharmacologic basis for brain tumor chemotherapy. Semin Oncol 2:57–63
19. Levin VA, Ausman J, Chadwick M (1972) Pharmacokinetics of standard molecules and chemotherapeutic agents in a murine glioma. Proc Am Assoc Cancer Res 13:95
20. Mende S, Bleichner F, Stoeter P, Meuret G (1983) Erfolgreiche Behandlung von Hirnmetastasen bei Mammakarzinom mit nicht liquorgängigen Zytostatika und Hormonen. Onkologie 6:58–61
21. Pouillart P, Mathé G, Palangie T et al. (1977) Treatment of malignant gliomas and brain metastases in adults using a combination of adriamycine, VM 26, and CCNU results of a type II trial. In: Tactics and strategy in cancer treatment. Springer, Berlin Heidelberg New York, pp 17–28

22. Postmus PE, Holthuis JJM, Haaxma-Reiche H (1984) Penetration of VP 16–213 into cerebrospinal fluid after high-dose intravenous administration. J Clin Oncol 2:215–220
23. Postmus PE, Haaxma-Reiche H, Perendsen HH, Sleijfer DT (1989) High-dose etoposide for meningeal carcinomatosis in patients with small cell lung cancer. Eur J Cancer Clin Oncol 25:377–378
24. Przuntek H (1983) Blut-Hirn-Schranken-Permeabilität und Rezeptoraffinität von Zytostatika. In: v. Heyden HW, Krauseneck P (Hrsg) Aktuelle Onkologie, Bd 13. Zuckschwerdt, München, S 24–30
25. Rapoport SI (1976) Blood-brain barrier in physiology and medicine. Raven Press, New York, p 1
26. Robustelli della Cuna G, Pavesi L, Knerich R, Preti P, Paoletti P (1984) Radio-chemo-immunotherapy (CCNU plus levamisole) for treatment of metastatic brain tumors. J Neurooncol 2:237–240
27. Rosner D, Nemoto T, Lane WW (1986) Chemotherapy induces regression of brain metastases in breast carcinoma. Cancer 58:832–839
28. Sage MR (1982) Blood-brain barrier: Phenomenon of increasing importance to the imaging clinician. AJNR 3:127–138
29. Shapiro WR (1980) Chemotherapy of metastatic central nervous system carcinoma. In: Weiss L, Gilbert HA, Posner JB (eds) Brain metastasis. Hall, Boston, pp 27–35
30. Sparrow GEA, Rubens RD (1981) Brain metastases from cancer: clinical course, prognosis and influence of treatment. Clin Oncol 7:291–301
31. Stewart DJ, Leavens M, Maor M (1982) Human central nervous system distribution of cis-diamminedichloroplatinum and use as a radiosensitizer in malignant brain tumors. Cancer Res 42:2474–2479
32. Takakura K, Sano K, Hojo A, Hirano A (1982) Metastatic tumors of the central nervous system. Igaku-Shoin, Tokyo, pp 195–279
33. Ushio Y, Posner JB, Shapiro WR (1977) Chemotherapy of experimental meningeal carcinomatosis. Cancer Res 37:1232–1237
34. Vick NA, Khandekar JD, Bigner DD (1977) Chemotherapy of brain tumors. The "blood-brain barrier" is not a factor. Arch Neurol 34:523–526
35. Wilson WL, de la Garza JG (1965) Systemic chemotherapy for CNS metastases of solid tumors. Arch Intern Med 115:710–713

Therapieergebnisse und Überlebenszeiten bei Patientinnen mit ZNS-Manifestation bei metastasierendem Mammakarzinom

H. J. Lenz, U. M. Roos und B. Steinke

Unter den 247 Patientinnen mit metastasierendem Mammakarzinom, die im Zeitraum zwischen 1980 und 1986 in der Medizinischen Klinik Tübingen behandelt wurden, entwickelten 52 (21 %) Patientinnen eine zerebrale Manifestation: 34 (13,8 %) zeigten solide Hirnmetastasen, 12 (4,8 %) eine Meningeosis carcinomatosa und 6 (2,4 %) sowohl eine Meningeosis carcinomatosa als auch eine zerebrale Metastasierung. Bei 3 Patientinnen war die ZNS-Manifestation Erstsymptom des metastasierenden Mammakarzinoms. 4 Patientinnen zeigten ausschließlich eine ZNS-Manifestation ohne weitere Metastasen.

Die mediane Zeit vom Zeitpunkt der Erstdiagnose bis zur ZNS-Manifestation betrug 41 Monate (Abb. 1). Klinische führende Symptome waren Wurzelreizsymptome (69 %), Hirnnervenausfälle (60 %), davon am häufigsten Paresen von Hirnnerven III, IV und VII, Kopfschmerzen (46 %) sowie Wesensveränderungen (36 %). Ein Meningismus wurde bei 27 % der Patientinnen gesehen. Patientinnen mit späterer ZNS-Manifestation waren im Median 46 Jahre und in 60 % prämenopausal, dagegen waren die Patientinnen ohne

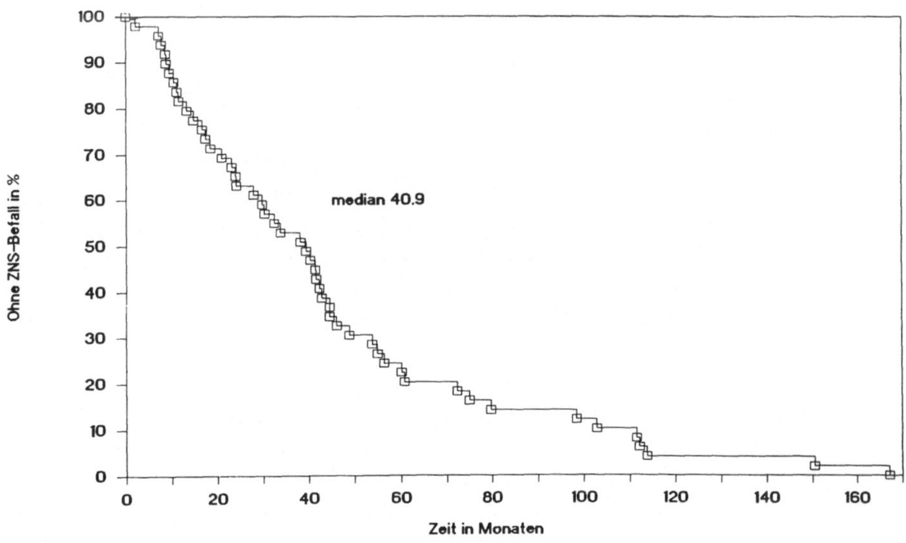

Abb. 1. Zeitraum von Erstdiagnose bis ZNS-Befall

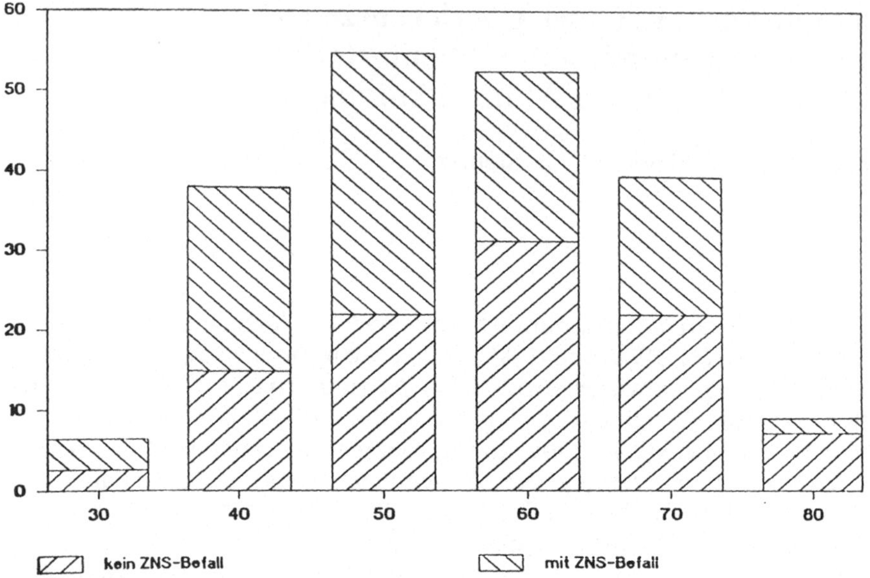

Abb. 2. Alter bei Erstdiagnose

ZNS-Manifestation im Median 54 Jahre und in 57% postmenopausal (Abb. 2).

Patientinnen mit soliden Hirnmetastasen wiesen eine mediane Überlebenszeit von 4,5 Monate nach der Diagnose der ZNS-Manifestation auf. 79% der Patientinnen wurden zerebral bestrahlt, davon erhielten 67% zusätzlich eine systemische zytostatische Chemotherapie, 32% eine Hormontherapie. Unter dieser Therapie waren 42,8% progredient, 17,8% stabil, 17,8% zeigten eine Teilremission und 21,4% eine Vollremission. Bei 15% der Patientinnen bildeten sich die Beschwerden vollständig zurück, eine Besserung der Beschwerden beobachteten wir bei 45%.

Patientinnen mit einer Meningeosis carcinomatosa zeigten eine mediane Überlebenszeit von 8 Monaten, die längste war 41 Monate. 85% erhielten eine intrathekale Chemotherapie, davon 70% zusätzlich eine zerebrale Strahlentherapie, 60% eine systemische zytostatische Chemotherapie. 50% waren unter dieser Therapie progredient, 16,6% stabil und 33,3% kamen in die Vollremission. Eine vollständige Rückbildung der subjektiven Beschwerden war bei 19% eingetreten, bei 28% eine Besserung.

Patientinnen mit einer Meningeosis carcinomatosa und zerebraler Metastasierung zeigten eine mediane Überlebenszeit von 6 Monaten. Alle Patientinnen erhielten eine zerebrale Strahlentherapie, 66,6% zusätzlich eine systemische und intrathekale zytostatische Chemotherapie. 33,3% waren weiter progredient, 50% erfüllten die Kriterien der Teilremission, 16,6% waren stabil. Die Hälfte der Patientinnen berichteten über eine Besserung der subjektiven Beschwerden.

Zusammenfassung

1) 21 % der Patientinnen mit metastasierendem Mammakarzinom entwickelten eine ZNS-Manifestation.
2) Patientinnen mit späterer ZNS-Manifestation sind im Median jünger und häufiger prämenopausal, keine Risikofaktoren stellen Hormonrezeptorstatus, Familienanamnese, Metastasenstatus sowie das Primärstadium dar.
3) Die mediane Überlebenszeit lag bei Patientinnen mit einer Meningeosis carcinomatosa bei 8 Monaten, bei Patientinnen mit soliden Hirnmetastasen bei 4,5 Monaten jeweils nach der Diagnose der ZNS-Manifestation.
4) Bei 21,4 % der Patientinnen mit soliden Hirnmetastasen und bei 33,3 % der Patientinnen mit einer Meningeosis carcinomatosa erreichten wir eine Vollremission.

IV. Therapie der Meningiosis und der Myelokompression

Behandlung der Meningiosis neoplastica beim Mammakarzinom

R. Herrmann

Einleitung

Metastatische Absiedlungen auf den weichen Hirnhäuten sind beim Mammakarzinom eher eine Manifestation im Spätstadium der Erkrankung. Sie werden diagnostiziert bei etwa 5 % der Patientinnen mit Mammakarzinom [24]. Bis zu 30 % der Fälle werden allerdings festgestellt zu einem Zeitpunkt, wo noch keine anderen Metastasen vorliegen [23]. Von besonderer Bedeutung für die Therapie ist die Tatsache, daß bei ca. 40 % gleichzeitig Metastasen im Hirnparenchym und/oder eine Myelokompression vorliegen. Für die Applikation von Zytostatika in den Liquorraum ist von Bedeutung, daß durch die meningeale Karzinomatose Liquorzirkulationsstörungen auftreten, die besonders gravierend sind bei gleichzeitiger Kompression des Rückenmarks.

Therapiemodalitäten

Die aus theoretischen Gründen effektivste und praktisch am häufigsten eingesetzte Therapieform ist die Applikation von Zytostatika in den Liquorraum. Theoretisch ist wegen der zentripedalen Flußrichtung des Liquors die intraventrikuläre Applikation am günstigsten. Praktisch wird jedoch sehr viel häufiger die intrathekale Applikation bevorzugt. Durch beide Applikationsformen werden hohe Konzentrationen der Substanzen im Liquor erreicht. Diese Konzentrationen sind in der Regel ausreichend für eine Vernichtung der zirkulierenden Tumorzellen. Die Wirkung auf die Besiedlung der Hirnhäute ist jedoch auch abhängig von der Dicke der Tumorzellschicht, da eine Wirkung auf diese Tumorzellen nur über eine Diffusion zustandekommt, ähnlich wie dies auch für die intrakavitäre Therapie der Pleuritis carcinomatosa oder des malignen Aszites zutrifft.

Die Strahlentherapie gilt als Standardverfahren bei der Behandlung der Hirnmetastasen. Bei der Meningiosis carcinomatosa müßte allerdings sowohl eine Bestrahlung des Gehirns als auch der Neuroachse erfolgen. Dies würde zum einen eine erhebliche Beeinträchtigung der Knochenmarkfunktion und damit eine Beeinträchtigung der systemischen Behandelbarkeit mit Zytostatika bedeuten. Zum anderen wäre zu befürchten, daß bei der erforderlichen sequentiellen Bestrahlung von Gehirn einerseits und Neuroachse andererseits eine Wiederbesiedelung vom zunächst nicht bestrahlten Bereich auf den bereits bestrahlten Bereich erfolgt.

Die systemische Chemotherapie scheitert häufig an der Tatsache, daß die Mehrzahl der Patientinnen bereits zytostatisch vorbehandelt ist und daher mit einer Resistenzentwicklung gerechnet werden muß. Zum anderen ist der Übertritt der meisten systemisch applizierten Zytostatika in den Liquorraum völlig unzureichend, so daß keine tumorizide Konzentration erreicht wird. Diese Aussage muß allerdings eingeschränkt werden, da angenommen wird, daß eine meningeale Beteiligung des Tumors auch zu einer Störung der Blut-Liquor-Schranke beitragen kann.

Behandlungsziele

Vordringliches Behandlungsziel ist die Besserung der neurologischen Symptome. Diese sind auch der wichtigste Verlaufsparameter für die Einschätzung des Therapieerfolges. Daneben ist von Bedeutung der Liquorbefund, insbesondere die Entwicklung der Zellzahl. Bei Normalisierung der neurologischen Symptomatik wird die Zellzahl der wichtigste Verlaufsparameter sein.

Zytostatika für die Liquorbehandung

Voraussetzungen für die Injektion von Zytostatika in den Liquorraum sind die Verträglichkeit und die fehlende Notwendigkeit einer Aktivierung, z.B. durch die Leber. Für den praktischen Gebrauch wurden bisher lediglich die Substanzen Methotrexat, Cytosinarabinosid, ThioTEPA und Asparaginase eingesetzt. Asparaginase wurde nur bei meningealer Beteiligung einer akuten lymphatischen Leukämie eingesetzt, ist aber auch da nicht wirksamer als die systemische Therapie. Vor dem Einsatz anderer Substanzen muß wegen der Gefahr der schweren ZNS-Toxizität gewarnt werden.

Methotrexat

Methotrexat (MTX) ist die am häufigsten eingesetzte Substanz zur Behandlung der Meningiosis carcinomatosa. Die übliche Einzeldosis beträgt 15 mg, und eine körperoberflächen-bezogene Dosierung wird hier nicht empfohlen. Mit dieser Dosis können Liquorkonzentrationen von über 10^{-4} Mol nach 2 h und solche von ca. 10^{-6} Mol noch nach 48 h erreicht werden. Damit liegt die Fläche unter der Konzentrationszeitkurve erheblich über der, die z.B. erreichbar ist im Plasma durch eine systemische MTX-Applikation. Allerdings muß berücksichtigt werden, daß wohl auch wegen der gestörten Blut-Liquor-Schranke kontinuierlich MTX in die systemische Zirkulation abgegeben wird, wodurch schwere systemische Nebenwirkungen auftreten können. Aus diesem Grunde wird bei wiederholter Applikation von MTX in den Liquor eine systemische Gabe von Folinsäure (Leucovorin) dringend empfohlen. Eine Rescue der MTX-Wirkung im Liquor ist dabei nicht zu befürchten [16]. Die Applikationshäufigkeit richtet sich nach der Wirkung. Zunächst wird MTX 2–

3mal/Woche in den Liquor verabreicht. Nach Normalisierung des Liquorbefundes können die Abstände auf zunächst 1–2 Wochen, später auf 4–6 Wochen ausgedehnt werden.

Die Nebenwirkungen des MTX lassen sich unterscheiden in systemische und ZNS-Nebenwirkungen. Die systemischen Nebenwirkungen lassen sich durch eine gleichzeitige Leucovoringabe vermeiden. An neurologischen Komplikationen können akut Kopfschmerzen, Übelkeit, Erbrechen und Meningismus als Zeichen einer akuten Arachnoiditis auftreten. Diese Beschwerden treten 2–4 h nach intrathekaler Injektion auf, verschwinden aber zumeist innerhalb von 2–3 Tagen [4]. Eine Behandlung ist nicht möglich. Differentialdiagnostisch kommt eine bakterielle Meningitis in Frage. Prophylaktisch sind möglicherweise gleichzeitig verabreichte Glukokortikoide hilfreich. Subakut kann als Ausdruck einer Polyneuropathie eine vorübergehende oder andauernde Para- oder Quadriplegie entstehen [1]. Diese Komplikation ist allerdings sehr selten.

Als Spätkomplikation ist die Leukoenzephalopathie gefürchtet. Hier besteht allerdings eine enge Korrelation zur vorangegangenen Bestrahlung. Diese Nebenwirkung wurde überwiegend bei Kindern beobachtet, die wegen einer ZNS-Leukämie sowohl bestrahlt als auch intrathekal oder systemisch mit hohen Dosen von MTX behandelt wurden.

Die Frage des Vorteils einer intrathekalen bzw. intraventrikulären MTX-Applikation gegenüber einer intravenösen Applikation wurde vor kurzem erneut bearbeitet. Dabei zeigte sich, daß bei Patienten mit Meningiosis carcinomatosa die Liquorkonzentration nach hoch dosierter intravenöser MTX-Applikation bei 13–86% der Plasmakonzentration liegt [15], während bei Patienten mit meningealer Beteiligung bei akuter lymphatischer Leukämie nur ca. 3% der Plasmakonzentration im Liquor erreicht werden [2].

Cytosinarabinosid

Erfahrungen mit Cytosinarabinosid stammen überwiegend aus der Behandlung der meningealen Leukämie. Diese Substanz wurde allerdings auch zur Behandlung der Meningiosis neoplastica bei soliden Tumoren eingesetzt, obwohl Cytosinarabinosid keine etablierte Substanz für die Behandlung solider Tumoren darstellt. Die Einzeldosis beträgt 20–50 mg/m^2 KOF und wird ebenfalls 2–3mal/Woche verabreicht. Die überwiegende Mehrzahl der Daten zur Anwendung von Cytosinarabinosid stammt aus der Kombinationstherapie mit MTX. In der einzigen Untersuchung, die Cytosinarabinosid bei soliden Tumoren als Einzelsubstanz verabreichte, wurde diese Substanz zu niedrig dosiert. Außerdem waren keine Patientinnen mit Mammakarzinom eingeschlossen [8].

ThioTEPA

Die Anwendung von ThioTEPA zur intrathekal bzw. intraventrikulären Applikation wurde bereits vor vielen Jahren untersucht [10, 11]. Dabei wurde gezeigt, daß Dosen bis zu 10 mg/m² KOF ohne schwerwiegende Toxizität verabreicht werden können. Allerdings liegen keine Daten vor über den Einsatz von ThioTEPA speziell beim Mammakarzinom in der Monotherapie. Da allerdings mit intravenöser ThioTEPA-Applikation Liquorspiegel ähnlich denen der Plasmaspiegel erreicht werden können, erscheint eine intrathekale bzw. intraventrikuläre Applikation dieser Substanz nicht erforderlich [13].

Behandlungsergebnisse

Die Ergebnisse der vorliegenden Literaturdaten zur Behandlung der Meningiosis neoplastica des Mammakarzinoms sind nur mit Einschränkungen vergleichbar, da sowohl das Ansprechen als auch die Prognose der Patientinnen wesentlich von der Auswahl und damit von dem Allgemeinzustand, dem Ausmaß der Metastasierung und dem Grad der Vorbehandlung abhängt. Die Definition eines Ansprechens wird auch eher variabel gehandhabt.

Retrospektive Untersuchungen

Wasserstrom et al. [21] berichteten 1982 über die Behandlungsergebnisse am Memorial Sloan Kettering Cancer Center in New York. Die Patientinnen waren einheitlich behandelt mit einer Strahlendosis von 24 Gy in 8 Fraktionen über 10–14 Tage auf die Bereiche des Gehirns und/oder des Rückenmarks, die klinische Symptome verursachten. Zusätzlich erhielten die Patientinnen über ein Ommaya-Reservoir MTX in einer Dosis von 7 mg/m² KOF 2mal wöchentlich für 5 Behandlungen, einschließlich einer Gabe von Leucovorin. Bei 12 von 46 Patientinnen kam es klinisch zu einer Verbesserung, bei 16 zu einer Stabilisierung. Die mediane Überlebenszeit betrug 7,2 Monate [1–29]. Das Risiko für eine Leukenzephalopathie bestand für Patienten, die länger als 6 Monate überlebt haben. Die exakte Höhe dieses Risikos ist nicht angegeben.

Eine Gruppe von 24 Patientinnen wurde 1mal wöchentlich mit 25 mg MTX intrathekal behandelt, in Kombination mit einer subkutanen Leucovorin-Applikation [22]. Ein klinisches Ansprechen wurde bei 19 (79%) Patientinnen festgestellt, in 5 Fällen kam es zu einer klinischen Vollremission. Nach einem Jahr überlebten noch 40% der Patientinnen.

Prospektive Studien

In einer prospektiven Studie erhielten 40 Patientinnen eine Ganzhirnbestrahlung mit 30 Gy über 2 Wochen sowie 20 mg MTX mit Leucovorin 2mal wöchentlich intrathekal. Nach Abschluß der Strahlentherapie erfolgte die Implantation eines Ommaya-Reservoirs zur Fortführung der Chemotherapie intraventrikulär. Eine Vollremission mit Normalisierung des Liquors und des neurologischen Status wurde bei 26 Patientinnen erreicht. Deren mediane

Überlebenszeit betrug 23 Wochen. Nach 1 Jahr waren weniger als 10% der Patientinnen noch am Leben. 30% der Patientinnen verstarben in einer Remission der meningealen Metastasierung [23].

Ähnliche Ergebnisse wurden erzielt mit der gleichen Bestrahlungstechnik und einer MTX-Dosis von 7,5 mg/m² KOF 2mal/Woche intrathekal oder intraventrikulär. 6 von 15 Patientinnen zeigten eine Normalisierung des Liquorbefundes und eine Besserung des neurologischen Status. In keinem Fall trat eine Leukenzephalopathie auf, was jedoch durch die kurze Nachbeobachtungszeit bedingt sein kann [6].

Die Kombinationschemotherapie ist der alleinigen Behandlung mit Methotrexat nicht erkennbar überlegen. In einer kleinen Untersuchung wurde mit der Kombination von MTX, Cytosinarabinosid und ThioTEPA bei 4 von 10 Patientinnen ein Ansprechen erreicht. Bei der Hälfte der Patientinnen kam es zu schwerer Knochenmarktoxizität [9].

In einer randomisierten Studie sollte geprüft werden, ob der Zusatz von Cytosinarabinosid das mit MTX erzielte Behandlungsergebnis verbessern kann. Da der Anteil der Mammakarzinome im behandelten Gesamtkollektiv zu klein war, kann die Frage für diese Population nicht beantwortet werden. Allerdings sprachen 2 von 3 Patientinnen an, die MTX alleine erhielten, während nur 2 von 8 Patientinnen auf die Kombination ansprachen [12].

Experimentelle Therapieansätze

Vielversprechende Ansätze zur Verbesserung der Therapie der meningealen Beteiligung des Mammakarzinoms sind z.Zt. nicht erkennbar. Möglicherweise können Änderungen der Applikationsform des MTX, wie z.B. die kontinuierliche intrathekale Applikation [3] oder die hochdosierte intravenöse Applikation [15] Besserungen erreichen. Was fehlt sind jedoch neue Substanzen mit höherer Wirksamkeit und ZNS-Verträglichkeit. Mitoxantron wird für diese Anwendung noch geprüft [14].

Schlußfolgerungen

Die Interpretation der vorliegenden Daten zur Behandlung der Meningiosis carcinomatosa des Mammakarzinoms ist schwierig. Allgemein gültige Empfehlungen für die Therapie können nicht abgegeben werden. Es zeichnet sich ab, daß in der Chemotherapie zum jetzigen Zeitpunkt die Applikation von MTX alleine ausreichend ist. Unter Berücksichtigung von Wirkung und Nebenwirkungen ist durch Kombinationschemotherapie eine Verbesserung der Ergebnisse nicht zu erreichen. Ob eine zusätzliche Strahlentherapie das Behandlungsergebnis verbessert, ist offen. Wir erwägen die zusätzliche Bestrahlung des Gehirns nur bei Patientinnen, die ausgeprägte neurologische Symptome haben und nicht innerhalb von 2 Wochen auf eine intrathekale Chemotherapie ansprechen.

Literatur

1. Bagshawe KD, Magrath IT, Golding PR (1969) Intrathecal methotrexate. Lancet II:1258
2. Balis FM, Savitch JL, Bleyer WA et al. (1985) Remission induction of meningeal leukemia with high-dose intravenous methotrexate. J Clin Oncol 3:485–489
3. Bastian G, Maulard C, Demarco C et al. (1987) Continuous intrathecal administration of methotrexate during 5 days: pharmacokinetics and clinical results. Proc ASCO 6:48
4. Baum ES, Koch HF, Gorky DG et al. (1971) Intrathecal methotrexate. Lancet I:649
5. Bram W et al. (1983) Intraventricular methotrexate therapy of leptomeningeal metastasis from breast carcinoma. Neurology 33:1565–1572
6. Eyre HJ, Sause WT (1985) Treatment of meningeal carcinomatosis with irradiation plus inthrathecal methotrexate: a South West Oncology Group study. Proc ASCO 4:149
7. Freund M, Ostendorf P, Waller HD (1979) Meningeosis carcinomatosa bei Patientinnen mit Mammakarzinom. Onkologie 2:243–248
8. Fulton DS, Levin VA, Gutin PH (1982) Intrathecal cytosine arabinoside for the treatment of meningeal metastases from malignant brain tumors and systemic tumors. Cancer Chem Pharm 8:285–291
9. Giannone LG, Greco FA, Hainsworth JD (1986) Combination intraventricular chemotherapy for meningeal neoplasia. J Clin Oncol 4:68–73
10. Gutin PH et al. (1977) Treatment of malignant meningeal disease with intrathecal thio-TEPA: a Phase II Study. Cancer Treat Rep 61:885–887
11. Gutin PH, Weiss HD, Wiernik PH et al. (1976) Intrathecal N,N′,N″-Triethylenethiophosphoramide [Thio-Tepa (NSC 6396)] in the treatment of malignant meningeal disease. Phase I–II study. Cancer 38:1471–1475
12. Hitchins RN, Bell DR, Woods RL et al. (1987) A prospective randomized trial of single-agent versus combination chemotherapy in meningeal carcinomatosis. J Clin Oncol 5:1655–1662
13. Horvarth W, Pipoly G, Krupp K (1988) Meningeal metastases treated with intravenous thiotepa: Success in lymphoblastic leukemia (ALL) & breast cancer. Proc ASCO 8:89
14. Laporte JP, Goderfroy W, Verny A (1985) Intrathecal mitozantrone (letter). Lancet II:160
15. Margolin K, Newman E, Slatkin N et al. (1989) High dose intravenous methotrexate in the treatment of leptomeningeal carcinomatosis from solid tumors. Proc AACR 30:240
16. Mehta BM, Glass JP, Shapiro WR (1983) Serum and cerebrospinal fluid distribution of 5-methyltetrahydrofolate after intravenous calcium leucovorin and intra-ommaya methotrexate administration in patients with meningeal carcinomatosis. Cancer Res 43:435–438
17. Schabet M, Kloeter I, Adam T et al. (1986) Diagnosis and treatment of meningeal carcinomatosis in ten patients with breast cancer. Eur Neurol 25:403–411
18. Sculier JP (1985) Treatment of meningeal carcinomatosis. Cancer Treat Rev 12:95–104
19. Stewart D et al. (1987) Combined intra-Ommaya methotrexate, cytosine arabinoside, hydrocortisone and thio-TEPA for meningeal involvement by malignancies. J Neurooncol 5:315–322
20. Trump DL, Grossmann SA, Thompson G et al. (1982) Treatment of neoplastic meningitis with intraventricular thiotepa and methotrexate. Cancer Treat Rep 66:1549–1551
21. Wasserstrom WR, Glass P, Posner JB (1982) Diagnosis and treatment of leptomeningeal metastases from solid tumors: experience with 90 patients. Cancer 4:759–772
22. Wiehler S, Poburski R (1988) Meningiosis neoplastica – Klinik und Therapie. Nervenarzt 59:260–266
23. Yap HY, Yap BS, Rasmussen S et al. (1982) Treatment for meningeal carcinomatosis in breast cancer. Cancer 49:219–222
24. Yap HY, Yap BS, Tashima CK et al. (1978) Meningeal carcinomatosis in breast cancer. Cancer 42:283–286

Operative Therapie der Myelokompression aus der Sicht des Orthopäden

U. Weber

Mechanische Störungen des Spinalkanals durch Metastasen von Mammakarzinomen, die einer orthopädischen Betrachtung bedürfen, sind praktisch ausnahmslos Skelettmetastasen. Andere Formen der Myelonkompression, die nicht von Metastasen der Wirbelsäule ihren Ausgang nehmen, führen fast immer zu Behandlungsaufgaben des Neurochirurgen. Hier wird allenfalls gelegentlich einmal gemeinsames orthopädisch/neurochirurgisches Vorgehen sinnvoll sein, z. B. wenn nach einer ausgedehnten dorsalen Freilegung des Spinalkanals sekundär eine Wirbelsäuleninstabilität droht. Dies ist immer dann der Fall, wenn eine Laminektomie über mehr als eine Etage durchgeführt wurde. Aus der Aufgabe der natürlichen hinteren Zuggurtung resultiert eine ganz erhebliche Störung der Mechanik; z. B. mit nachfolgender kyphotischer Deformierung. Die eintretende Wirbelsäulendeformierung führt infolge der Auswirkungen der Fehlstatik nicht nur zu neuerlichen Beschwerden; das ursprüngliche Operationsergebnis wird auch deswegen wieder in Frage gestellt, weil durch die Wirbelsäulendeformierung, verbunden mit der postoperativen Vernarbung, neuerlich neurologische Komplikationen drohen. Bei derartigen Mehretagenlaminektomien aus onkologisch-neurochirurgischer Indikation besteht heute die Möglichkeit der Primärstabilisierung. Damit können solche unangenehmen Sekundärkomplikationen verhindert werden; durch dorsoventrale Mehretagenfusionierungen mit dorsaler transpedikulärer Instrumentation und ventraler Knochenspanfusion kann die Stabilität wieder hergestellt werden (Abb. 1 a, b). Hier gilt aber das operative orthopädische Vorgehen nicht der unmittelbaren Myelondekompression, sondern ausschließlich der Wirbelsäulenstabilisierung.

Nun zu den *Skelettmetastasen*: Die Indikation zu operativen Maßnahmen bei Skelettmetastasierungen im Extremitätenbereich – bei therapieresistenten Schmerzen, bei pathologischen Frakturen oder drohenden Instabilitäten – durch Verbundosteosynthesen, Tumorendoprothesen o. ä. ist seit 10 Jahren eher unstrittig. Das gilt nicht in gleicher Weise für die Wirbelsäulemetastasen. Dies ist um so erstaunlicher, als die Wirbelsäule der mit weitem Abstand führende Prädilektionsort von Skelettmetastasen ist. Der Anteil des Stammskelettes an der Inzidenz der Gesamtskelettmetastasierung wird mit 60–80% angegeben (Tabelle 1).

Die bis vor 10 Jahren verbreitete und berechtigte Zurückhaltung operativen Maßnahmen gegenüber bei Metastasen der Wirbelsäule beruhte auf den bis

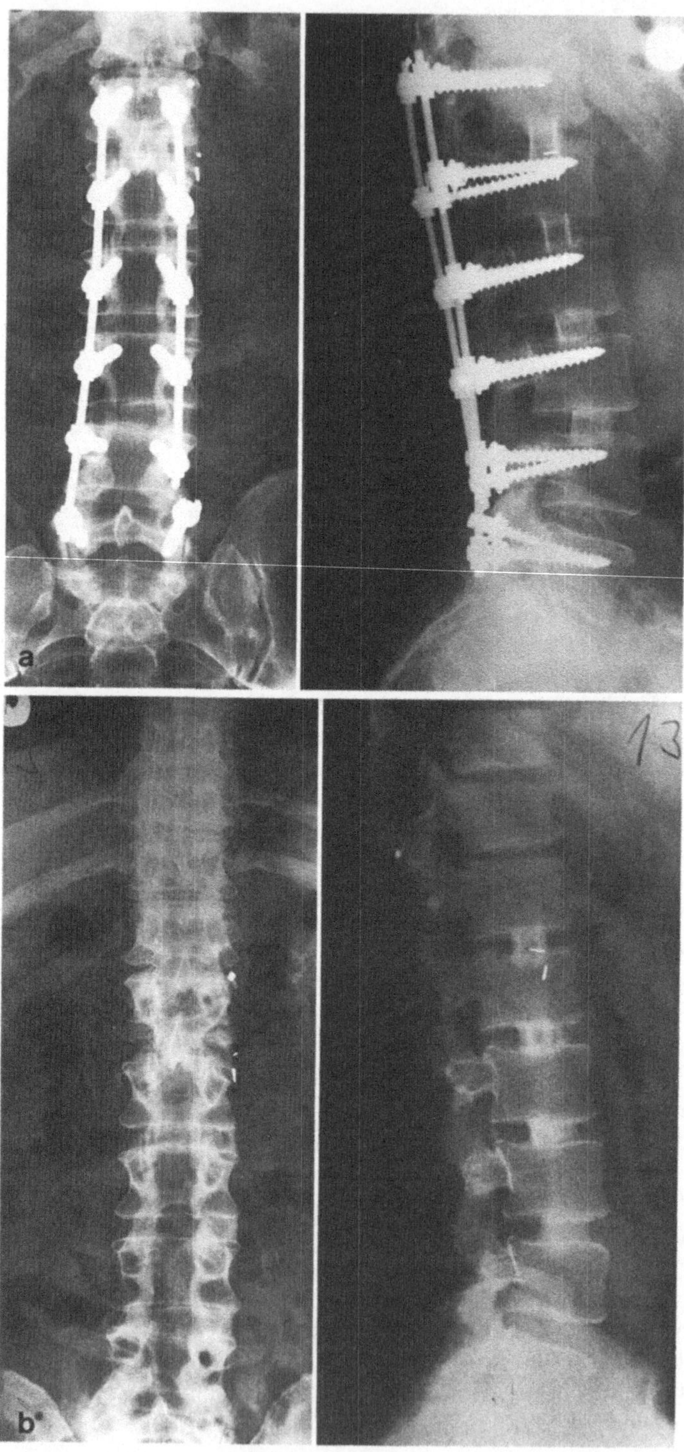

Abb. 1 a, b

Tabelle 1. Lokalisation von Skelettmetastasen.
(Nach Dominok [2])

Wirbelsäule	62%
Oberschenkel	10%
Rippen	9,5%
Schädel	9%
Becken	5%
Oberarm	1,3%

dahin ungelösten technischen Problemen der operativen Wirbelsäulenorthopädie.

So standen weder geeignete Stabilisierungsverfahren zur Verfügung, noch war die Wirbelsäule in allen Bereichen entsprechend frei zugänglich. Ganz allgemein galt es ja noch bis vor 10 Jahren als schwierig oder gar unmöglich, die ventralen Abschnitte der Wirbelsäule zu erreichen.

Grundsätzlich kann sich die Indikation zu operativen Maßnahmen bei Wirbelsäulenmetastasen ergeben:

- wegen eingetretener oder drohender Instabilität,
- wegen Schmerzen, insbesondere, wenn diese mit konservativen Mitteln nicht ausreichend beeinflußbar sind,
- bei unbekanntem Primärtumor zur gleichzeitigen Abklärung der Tumorentität,
- in seltenen Fällen, bei angenommener Solitärmetastasierung, als kurativer Behandlungsversuch und
- vor allem bei neurologischen Komplikationen, insbesondere infolge Myelonkompression.

Dabei kann das Mammakarzinom als typischer Vertreter eines malignen Tumors mit behandlungsbedürftiger Wirbelsäulenmetastasierung gelten; nach pathologisch-anatomischen Statistiken ist es die Geschwulst, deren Metastasen mit Abstand am häufigsten im Skelett gefunden werden. Nach klinischen Statistiken ist es gleichzeitig die Form der Wirbelsäulenmetastasierung, die mit Abstand am häufigsten Anlaß zu operativen Maßnahmen gibt (Tabelle 2a und b).

Hinsichtlich der Lokalisation sind die Wirbelkörper gegenüber den Fortsätzen und den Wirbelbögen ganz eindeutig bevorzugt. Isolierte dorsalseitige Skelettmetastasierungen sind extrem selten; auch Metastasierungsformen mit großem, die klinische Symptomatik zunächst prägendem, dorsalen Anteil bei kombinierter dorsoventraler Ausbreitung der Metastase kommen nicht sehr

Abb. 1. a Dorso-ventrale Stabilisierung L_1-L_5 (bei 6 freien Lendenwirbelkörpern) nach Mehretagen-Laminektomie (L_2-L_5). **b** Ausheilungsergebnis 1 Jahr postoperativ mit vollständiger knöcherner Konsolidierung

Tabelle 2a. Tumoren mit Skelettmetastasen nach abnehmender Häufigkeit geordnet. (Nach Dominok [2])

- Mammakarzinom
- Prostatakarzinom
- Bronchialkarzinom
- Nierenkarzinom
- Schilddrüsenkarzinom
- Leberkarzinom
- Pankreaskarzinom

Tabelle 2b. Indikation zur operativen Behandlung WS-Metastasen (nach abnehmender Häufigkeit geordnet)

Mammakarzinom	40%
Nierenkarzinom	20%
Bronchialkarzinom	9%
Schilddrüsenkarzinom	8%
Uteruskarzinom	6%
Prostatakarzinom	2%

häufig vor. Der typische Fall ist die mehr oder weniger ausgeprägte ventrale Destruktion.

Das gilt um so mehr bei der Myelonkompression. Eine Myelonkompression bei Skelettmetastasierung kann sich aus zwei Gründen ergeben:

- Zum einen aufgrund der spinalen Raumforderung der Metastase.
- Zum anderen als Folge der Instabilität mit kyphotischer Deformierung.

Dabei findet die Rückenmarkskompression ganz bevorzugt von vorne, von ventral, statt. Entsprechend sollte die operative Therapie sinnvollerweise auch die ventrale Ausräumung und die ventrale Rückenmarksdekompression zum Ziel haben.

Dies schien bis vor 10 Jahren noch gar nicht gut möglich.

Dem allgemeinen Bestreben, Erkrankungen und Verletzungen des Bewegungsapparates unmittelbar am Erkrankungsort anzugehen, waren vor 10 Jahren an der Wirbelsäule noch relativ enge medizinische Grenzen gesetzt. Inzwischen ist die Wirbelsäule in allen Höhen in gleicher Weise darstellbar geworden, sowohl von dorsal wie auch von ventral (Abb. 2a, b). Damit ist die Höhenlokalisation der Wirbelsäulenmetastase – bevorzugt sind ganz eindeutig die untere Brust- und die Lendenwirbelsäule – hinsichtlich operationstaktischer Überlegungen von außerordentlich nachgeordnetem Interesse.

Der ventrale Zugang zur seltener befallenen mittleren und unteren Halswirbelsäule ist vergleichsweise einfach.

Die Brustwirbelsäule kann transthorakal von rechts oder links her freigelegt werden. Die Lendenwirbelsäule wird vorzugsweise von links retrope-

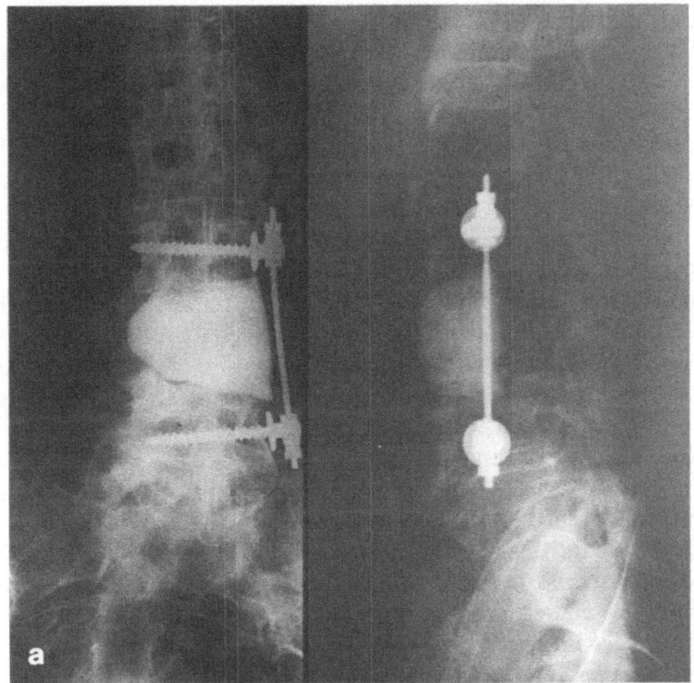

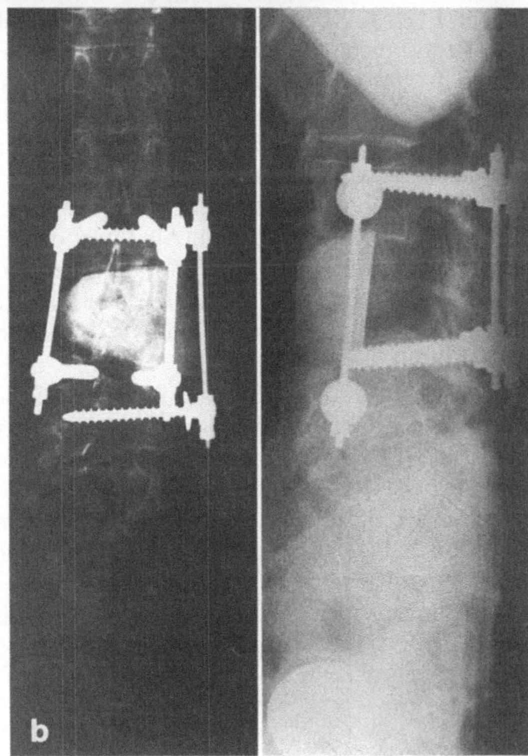

Abb. 2a, b. Beispiel einer kombinierten dorso-ventralen Stabilisierung bei Wirbelsäulenmetastase. **a** Zustand nach Spondylektomie und ventraler Abstützung. **b** Gleicher Patient; Zustand nach zusätzlicher dorsaler Zuggurtung

ritoneal durch Flankenschnitt erreicht; der thorakolumbale Übergang durch Thorako-Phrenolumbotomie mit Ablösung des Zwerchfelles; die Exposition ist dabei hervorragend. Damit können nicht nur die Metastase unmittelbar freigelegt und die Wirbelsäule stabilisiert werden, sondern es ist auch eine sichere präliminare Unterbringung der Tumorgefäße im Rahmen der Operation möglich, was den intraoperativen Blutverlust und die perioperative Mortalität ganz entscheidend beeinflußt.

Das spezielle Behandlungsziel von Wirbelsäulenmetastasen mit Myelonkompression ist die Rückenmarkdekompression, und zwar durch möglichst ausgiebige Entfernung des lokalen Tumorgeschehens einerseits und durch Wiederherstellung der Stabilität andererseits (Abb. 2a, b).

Zweckmäßigerweise wird die Wirbelsäule unter Stabilitätsgesichtspunkten heute in drei Abschnitte mit unterschiedlicher Funktion eingeteilt. Stabilisierungsmaßnahmen müssen in erster Linie in dem Bereich angreifen, in dem Stabilität verloren gegangen ist.

Immer dann, wenn von diesen Behandlungsprinzipien abgewichen wird, muß mit schwerwiegenden unerwünschten Nebenwirkungen gerechnet werden. Sowohl die Myelonkompression wie auch die Instabilität entstehen bei Metastasen im Bereich der Tumorosteolyse, d.h. ventral. Früher, vor Einführung der ventralen Zugangswege zur Brust- und Lendenwirbelsäule, galt die Laminektomie als brauchbares dorsales Entlastungsverfahren. Wir wissen inzwischen, daß ganz unabhängig von der Ursache der vorderen Instabilität, ob bei Fraktur, bei Spondylitis oder bei Metastase, die einfache dorsale Entlastung nicht nur nicht hilfreich ist, sie ist vielmehr ausgesprochen schädlich. Sie vergrößert nämlich die bereits bestehende Instabilität durch Wegfall der bis dahin noch intakten hinteren Säule. Zudem ist die Laminektomie nicht in der Lage, auch nur kurzfristig das Rückenmark wirkungsvoll zu entlasten. Dies wird in Myelographien deutlich, wo nach Laminektomie unverändert die Rückenmarkskompression von vorne, von ventral her, nachweisbar bleibt (Abb. 3a). Als Folge der Laminektomie ist aber dann, wie nicht anders zu erwarten, eine Zunahme der bereits vorbestehenden Instabilität festzustellen, mit einer erheblichen postoperativen Dislokation und Zunahme der Myelonkompression, eine sonst im thorakalen Bereich ganz ungewöhnliche Komplikation (Abb. 3b).

Nach Tumorausräumung, Spondylektomie oder Hemispondylektomie ist neben einer ventralen Abstützung durch Defektüberbrückung immer auch eine gleichzeitige stabilisierende Osteosynthese erforderlich. Unter den verschiedenen möglichen Osteosyntheseformen galt lange Zeit die ventrale Plattenosteosynthese als Standard. Eigene Stabilitätsuntersuchungen an Wirbelkörpermodellen haben gezeigt, daß solche Montagen sowohl unter statischer wie unter dynamischer Belastung nur kurzfristig und nur im Brustwirbelsäulenbereich angewendet werden sollten. Vorzuziehen sind in jedem Fall ventrale Doppelosteosynthesen; weniger wegen der höheren Druckfestigkeit der Montage als wegen der wesentlich höheren Biege- und Torsionsfestigkeit (Abb. 4a, b).

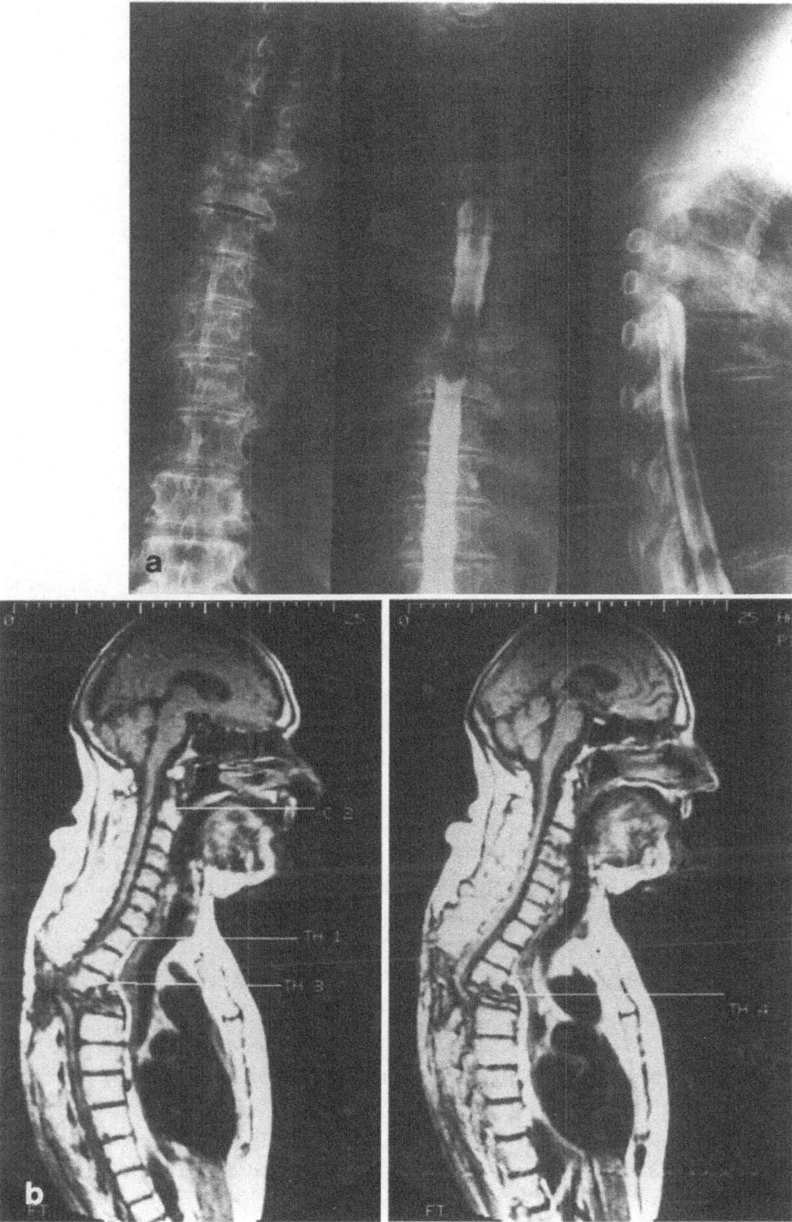

Abb. 3. a Ventrale Rückenmarkskompression bei Osteolyse Th 3/4; nach Laminektomie ist die Rückenmarkskompression unverändert vorhanden. **b** Sekundäre Dislokation infolge des durch die Laminektomie hervorgerufenen zusätzlichen Stabilitätsverlustes

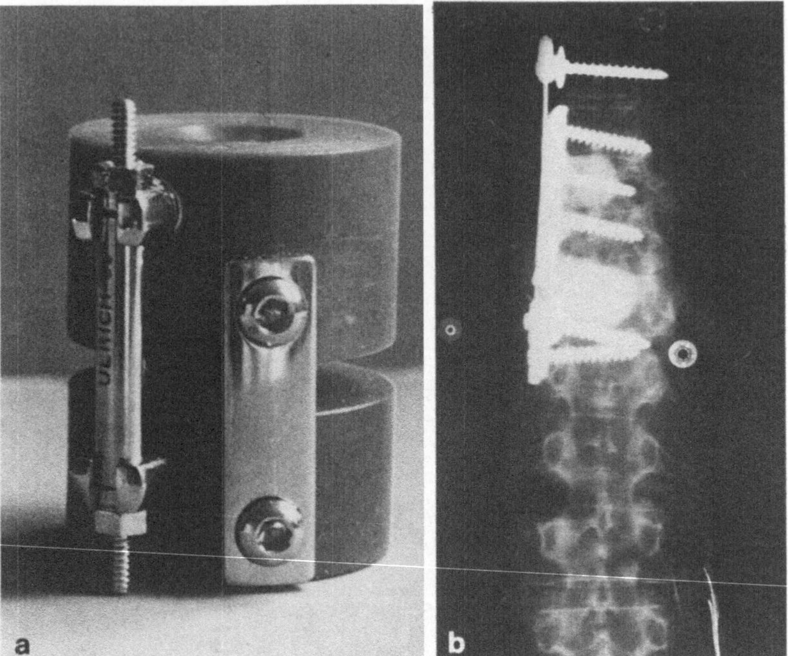

Abb. 4a, b. Ventrale Doppelstabosteosynthese. **a** Testmodell, **b** nach ventraler Tumorausräumung

Die größte Stabilität bieten aber zweifellos die dorsoventral kombinierten Verfahren. Die hohe Stabilität derartiger Osteosyntheseverfahren sollte gerade in der Metastasenchirurgie ausgenutzt werden.

Bei der operativen Behandlung von Metastasen an der Wirbelsäule sind den Forderungen nach onkologischer Radikalität in aller Regel ja enge Grenzen gesetzt.

Gerade bei den Fällen mit Myelonkompression ist eine Metastasenexzision im Gesunden nicht möglich; irgendwann während der Operation wird der Tumor eröffnet und im Tumorgewebe selbst operiert. Das schließt in der Mehrzahl aller Fälle die vordere Abstützung durch autologes knöchernes Spanmaterial aus, wie es bei anderen Wirbelsäulenerkrankungen, z. B. Frakturen, nichttumorösen Instabilitäten wie Spondylolisthese u. ä. die Regel ist. Der Knochenspan würde wieder der Tumorosteolyse anheimfallen. Instrumentierte Spanspondylodesen nach Spondylektomie bei Wirbelsäulenmetastasen kommen nur ausnahmsweise in Betracht, wenn die komplette Metastasenentfernung im Gesunden möglich war, oder wenn nach vorgängiger Strahlen- und Chemotherapie intraoperativ durch Schnellschnittuntersuchung vitale Tumoranteile im randständigen Exzisionsbereich ausgeschlossen werden konnten (Abb. 5a, b).

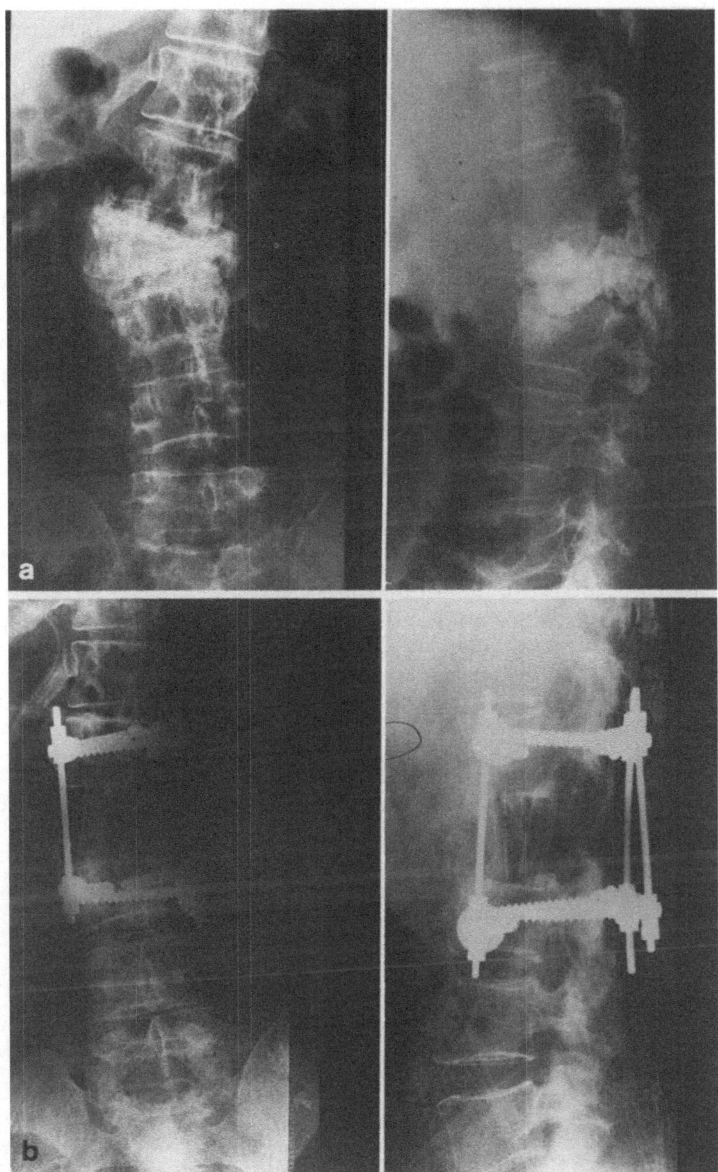

Abb. 5a, b. Dorso-ventrale Stabilisierung mit ventraler Abstützung durch autologen Knochenspan. Metastase LWK 2 nach Chemotherapie und Radiatio mit präoperativ progredienter Paraplegie

Bei den Verbundosteosynthesen, bei denen Knochenzement die Abstütz-funktion übernimmt, ist ein tatsächlicher Heilungsvorgang nicht zu erwarten; die vordere mechanische Defektabstützung kann nie als endgültig angesehen werden, die Instrumentation behält ihre Stabilisierungsfunktion. Damit sind in der Metastasenchirurgie ganz grundsätzlich immer die Osteosyntheseformen zu bevorzugen, die die größte Stabilität bieten; das sind, wie bereits aufgeführt, die dorsoventral kombinierten Verfahren, mit Zuggurtungsosteosynthese zugseitig und druckseitiger instrumentierter Abstützung (Abb. 6).

Aus der Sicht des Orthopäden hat sich in der operativen Therapie der Myelonkompression bei Metastasen in den letzten 10 Jahren ein grundsätzlicher Wandel vollzogen. Ein Großteil der vor 10 Jahren noch ungelösten technischen Probleme erscheint inzwischen weitgehend gelöst. Damit kommt der Befindlichkeit des Patienten während seiner verbleibenden postoperativen Zeit die entscheidende Rolle zu. Leider verfügen wir hier derzeit noch über keine harten Zahlen, weil bisher größere Sammelstudien zu diesem Problem fehlen.

Nach augenblicklichem Kenntnisstand ist das Mammakarzinom der mit Abstand häufigste Tumor, bei dem Wirbelsäulenmetastasen die Indikation zu einer operativen Behandlung darstellen.

Der Zeitraum zwischen Behandlung des Primärtumors und der Operation der Wirbelsäulenmetastase ist dabei mit etwa 5 Jahren im Vergleich zu anderen Geschwülsten lang.

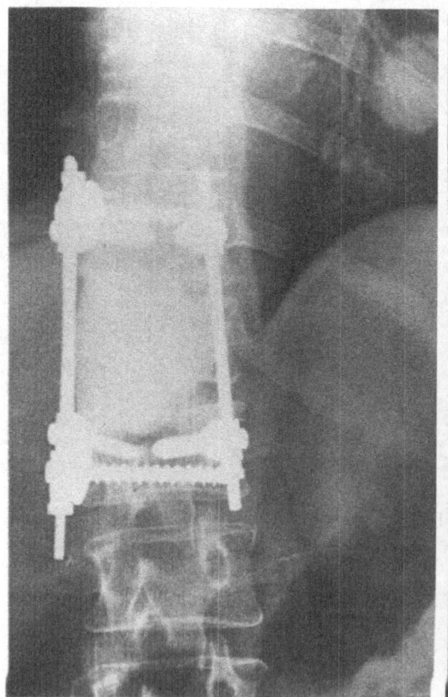
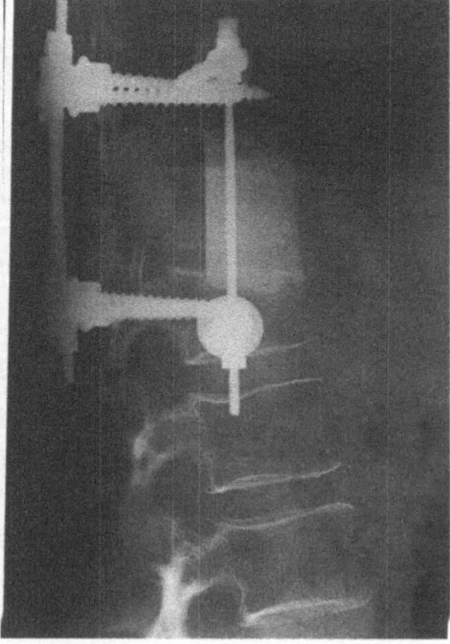

Abb. 6. Typische dorso-ventral kombinierte Stabilisierung nach Spondylektomie wegen Wirbelkörpermetastase

Andererseits sind bei Mammakarzinomen nur etwa 5% der operierten Wirbelsäulenmetastasen nach klinisch-radiologischen Gesichtspunkten sog. solitäre Osteolysen, so daß gerade hier auch häufiger gleichzeitige Stabilisierungen an benachbarten oder nichtbenachbarten Wirbelkörpern erforderlich werden können.

Die mittlere Überlebenszeit nach operativer Behandlung von Wirbelsäulenmetastasen bei Mammakarzinomen beträgt etwa 6 Monate; es wird nicht angenommen, daß ein signifikanter Unterschied der Überlebenszeiten zwischen operierten und konservativ behandelten Patienten mit Wirbelsäulenmetastasierung besteht. Für die Beurteilung des Behandlungsergebnisses sind somit das Ausmaß der bleibenden Behinderung und die verbleibende Lebensqualität die entscheidenden Kriterien. Dabei lassen sich Schmerzen, auch radikuläre Schmerzen, durch die operativen Verfahren gut beeinflussen; Stabilität läßt sich in aller Regel wiederherstellen. Bei Myelonkompression mit drohender oder eingetretener neurologischer Schädigung ist bei frühzeitiger und ausreichender ventraler Dekompression die Primärprognose auch hinsichtlich des neurologischen Schadens gut; weil hier allerdings nie, vor allem wenn das hintere Längsband bereits zerstört war, eine vollständige rückenmarksnahe Tumorentfernung möglich ist, ist die Stabilisierung des operativen Therapieerfolges an die unmittelbare postoperative additive Chemo- oder Strahlentherapie gebunden; anderenfalls muß mit einer Rückkehr der neurologischen Symptomatik gerechnet werden.

Literatur

1. Bauer R (1983) Der vordere Zugang zur Wirbelsäule. Thieme, Stuttgart
2. Dominok GW, Knoch H-G (1982) Knochengeschwülste und geschwulstähnliche Knochenerkrankungen, 3. Aufl. Fischer, Stuttgart
3. Gradinger R, Opitz G (1989) Wirbelsäulentumore. Demeter, Gräfelfing
4. Harms J (1989) Operative Technik bei Tumoren im occipito-cervicalen und cervico-thoracalen Übergang. Orthop Prax 11:874–877
5. Hupfauer W, Puhlvers E (1984) Die operativen Möglichkeiten primär und sekundär maligner Wirbelsäulentumoren. In: Schmitt E (Hrsg) Die Wirbelsäule in Forschung und Praxis Bd 103. Hippokrates, Stuttgart, S 187–193
6. Mc Afee PC, Yuan HA, Frederickson BE, Lubicky JP (1983) The value of computed tomography in thoracolumbar fractures. J Bone Joint Surg 65 A(I) 461–473
7. Polster J, Brinkmann P (1977) Ein Wirbelkörperimplantat zur Verwendung bei Palliativoperationen an der Wirbelsäule. Z Orthop 11:118–122
8. Weber U, Rettig H, Jungbluth H (1985) Knochen- und Gelenktuberkulose. Perimed, Erlangen
9. Weber U, Sparmann M, Stelling E (1990) Die Entwicklung der Wirbelsäulenchirurgie. Berl Ärztebl 1/2:1–8
10. Weidner A, Immenkamp M (1984) Ergebnisse der operativen Therapie von malignen Wirbelsäulentumoren. In: Schmitt E (Hrsg) Die Wirbelsäule in Forschung und Praxis, Bd 103. Hippokrates, Stuttgart, S 203–206

Neurochirurgische Therapie der Myelokompression

R. Schönmayr und U. Adler

Die Kompression von Rückenmark und Nervenwurzeln durch extramedulläre Tumore bewirkt klinisch ein meist uniformes Erscheinungsbild mit oft gleichförmigem Verlauf (Tabelle 1 u. 2):

1. Schmerzen, fast immer in radikulärer Verteilung, stehen bei fast allen Patienten am Anfang der Symptomatik. Sie gehen neurologischen Ausfällen oft lange Zeit, Wochen oder Monate voraus.
2. Treten dann neurologische Ausfälle ein, sind sie häufig rasch progredient und enden schon nach kurzer Zeit von oft nur wenigen Tagen in einer kompletten Querschnittslähmung.

Die Ursache für diesen raschen Verfall der Funktion ist eine sekundäre Durchblutungsstörung in Rückenmark und Nervenwurzeln. Zunächst tolerieren die zentralnervösen Strukturen die Kompression bis zu einem gewissen Grad. Führt die druckbedingte Beeinträchtigung der Zirkulation jedoch ihrerseits zur hypoxischen Zellschädigung, bildet sich in den betroffenen Arealen ein Ödem aus.

Dies macht verständlich, daß die Lokalisation und Richtung des vom Tumor ausgeübten Druckes meist nur zu Beginn der neurologischen Symptomatik ihre Prägung verleiht. So bewirken dorsal gelegene Tumoren initial

Tabelle 1. Erstsymptome bei 129 Patienten mit spinalen Metastasen

Symptom	%	Tage bis OP
Schmerz	80	98
Paresen	12	80

Tabelle 2. Erstsymptome bei 19 Patientinnen mit spinalen Mammakarzinom-Metastasen

Symptom	%	Tage bis OP
Schmerz	83	101
Paresen	6	14

Tage bis OP: Mittelwert

eine Schädigung von Hintersträngen und Hinterwurzeln, seitlich komprimierende führen zu Halbseitensymptomen vom Typ Brown-Sequard, und ventale Kompression löst frühzeitig motorische Paresen aus.

Mit zunehmender Zirkulationsstörung und nachfolgendem Ödem verteilt sich der anfänglich gerichtete Druck gleichmäßig auf den gesamten Rückenmarksquerschnitt in Höhe des raumfordernden Prozesses und führt schließlich zu querschnittserfassenden Ausfällen.

Von diesem klinischen Bild lassen sich nicht selten diejenigen Zirkulationsstörungen abgrenzen, die durch Kompression oder Verlegung der spinalen Gefäße durch prä- oder paravertebrale Tumore zustande kommen. Diese entsprechen in der Regel einem „Spinalis-Anterior-Syndrom" mit Paraparese, dissoziierten Sensibilitätsstörungen und Blasen-Mastdarm-Störungen.

Eine weitere Ursache für eine Myelokompression ist die mittelbare Einengung des Spinalkanals durch Knochenfragmente bei Spontanfrakturen oder aufgrund von Luxationen bei tumorbedingter Instabilität. Derartige Kompressionen führen meist zu akuten neurologischen Ausfällen, wie sie sonst bei Wirbelsäulen-Traumata zu beobachten sind.

Die Beseitigung des mechanischen Druckes führt nicht notwendigerweise zur Erholung der Funktion (Tabelle 3 u. 4). Bei einem Teil der Patienten bleiben die Defizite unverändert bestehen, eine weitere Progredienz kann aber bei den meisten verhindert werden. Hinsichtlich der Erhaltung der Funktion ist es demnach entscheidend, für eine Dekompression zu sorgen, bevor schwerwiegende neurologische Ausfälle eintreten.

Daraus und aus der erfahrungsgemäß raschen Progredienz bereits vorhandener neurologischer Ausfälle leitet sich die Akuität der Operationsindikation her.

Die Vorstellungen, daß neurologische Ausfälle um so rascher rückbildungsfähig sind, je kürzere Zeit sie vor der Entlastung bestanden haben, hat

Tabelle 3. Postoperative Befunde bei 129 Patienten mit spinalen Metastasen innerhalb der ersten 10 Tage nach Operation

	besser	unverändert	schlechter
Schmerz	52%	38%	10%
Sensibilität	48%	47%	5%
Motorik	67%	28%	5%

Tabelle 4. Postoperative Befunde bei 19 Patientinnen mit spinalen Mammakarzinom-Metastasen innerhalb der ersten 10 Tage nach Operation

	besser	unverändert	schlechter
Schmerz	35%	47%	18%
Sensibilität	35%	53%	12%
Motorik	65%	29%	6%

sich nicht belegen lassen. Die Prognose wird vielmehr von der präoperativen Ausgangssituation der Patienten bestimmt, ihrem Alter, Allgemeinzustand und der Schwere ihrer neurologischen Ausfälle.

Die Technik der Dekompression hat in den letzten 10 Jahren eine Entwicklung genommen, die zunehmend die Erhaltung der Wirbelsäulenstabilität berücksichtigt. Während in früheren Zeiten fast ausschließlich eine Laminektomie erfolgte, auch über mehrere Höhen, werden jetzt differenziertere Verfahren mit dem Ziel angewendet, die durch die Tumordestruktion bereits beeinträchtigte Stabilität möglichst wenig zu gefährden. Gleichzeitig ergibt sich bei den durch die Grunderkrankung beeinträchtigten Patienten oft die Notwendigkeit, den Eingriff möglichst wenig aufwendig und belastend zu gestalten.

Wichtige Alternative zur Laminektomie ist die Hemilaminektomie, von der aus sowohl die dorsalen als auch die auf der Seite der Hemilaminektomie gelegenen seitlichen Anteile des intraspinalen Tumors gut erreicht werden können. Eine Erweiterung des Eingriffes nach lateral mit Abtragen der Bogenwurzel, des Querfortsatzes und im BWS-Abschnitt der angrenzenden Rippenanteile kann nötigenfalls angeschlossen werden.

Bei bilateralen Tumoren, die sich im Spinalkanal über mehrere Segmente erstrecken, bietet sich die alternierende Hemilaminektomie an, von der aus sowohl die gesamten dorsal des Myelons gelegenen Anteile als auch die beidseitigen lateralen Anteile entfernt werden können.

Von derartigen dorsalen oder besser dorsolateralen Zugängen aus können allerdings ventral des Myelons im Spinalkanal oder im Wirbelkörper oder prävertebral lokalisierte Tumoranteile nicht erreicht werden. Für diese Tumoren ist die Entlastung über einen ventralen Zugang vorzuziehen, mit der zugleich eine ventrale Stabilisierung erfolgen sollte.

Differenziertes operatives Vorgehen bedingt ausreichende diagnostische Sicherheit über topographische und funktionelle Besonderheiten. Dem wünschenswerten Optimum mit Röntgennativ- und Schichtbildern, Computertomographie, Magnetresonanztomographie, Myelographie steht häufig die Notwendigkeit zu rascher Entlastung entgegen, der im Zweifel die Priorität einzuräumen ist. Als diagnostisches Minimum sollte zur Operation neben Nativröntgenbildern ein CT ggf. nach Myelographie zur Beurteilung der intraspinalen Ausdehnung des Tumors vorliegen. Zur Beurteilung der Gesamtsituation, etwa vor aufwendigeren kombinierten Eingriffen, ziehen wir regelmäßig die MRT und die Knochenszintigraphie heran.

In vielen Fällen, bei denen eine spinale Metastase bereits zur Kompression von Nervenwurzeln und Rückenmark geführt hat, ist eine radikale Exstirpation des Tumorgewebes nicht mehr möglich. Adjuvante Therapieformen (Bestrahlung, Hormon- und Chemotherapie) finden hier im Rahmen der Behandlung des Primärtumors ihre Anwendung. Hier ist das Zusammenwirken aller beteiligten Fachdisziplinen erforderlich.

Als wichtige Palliativmaßnahme von seiten des Neurochirurgen sei noch die Rhizotomie erwähnt. Sie sollte im Rahmen eines dekompressiven Eingriffes in Erwägung gezogen werden, wenn nicht entfernbare paravertebrale Tumoranteile die Nervenwurzeln oder Nervenstämme ummauern. Bei den thorakalen Wurzeln sind keine funktionell relevanten Ausfälle zu erwarten, so daß vor allem bei bereits bestehenden radikulären Schmerzen die Indikation eher großzügig gestellt werden kann. Im Hals- und Lendenabschnitt sollte dagegen nur eine selektive Durchtrennung der Hirnwurzeln erfolgen.

Eine postoperative Verschlechterung der Symptomatik, ist nicht zwangsläufig operationstechnisch bedingt. Trotz ausreichender Dekompression können intra- und postoperativ auftretende Zirkulationsstörungen im Rückenmark den Erfolg vereiteln. Dennoch entscheiden wir uns gerade bei Mammakarzinompatientinnen meist etwas leichter für eine Operation. Dies liegt an der vergleichsweise günstigeren Lebenserwartung, die bei unseren Patientinnen im Mittel 600 Tage oder 1 Jahr und 8 Monate betrug.

Bei dieser Sachlage erscheint es um so wichtiger, bei derartigen Eingriffen alle Möglichkeiten der Funktions- und Stabilitätserhaltung auszuschöpfen.

Radiotherapie der Myelokompression

M. Wannenmacher

Im strahlentherapeutischen Krankengut überwiegen bei der Myelokompression die Wirbelkörpermetastasen solider Tumoren, wobei am häufigsten das Mammakarzinom, das Bronchialkarzinom, die Tumoren des Gastrointestinaltraktes und des Harntraktes sowie das Prostatakarzinoms vertreten sind. Nach einer Literaturzusammenstellung von Stillman u. Foley [2] ist das metastasierende Mammakarzinom zwischen 7% und 23% als Ursache bei den epiduralen Metastasen vertreten. Schmerzen und neurologische Symptomatik bei entsprechender Tumoranamnese sind richtungsweisend. Die Röntgennativdiagnostik des Achsenskelettes ergibt nach eigenen Untersuchungen, daß bei einer Höhenminderung eines Wirbelkörpers um 50% mit hoher Wahrscheinlichkeit bereits eine epidurale Spinalkompression anzunehmen ist. Die weiterreichende Diagnostik mit bildgebenden Verfahren umfaßt die Myelographie *mit* Computertomographie und die Kernspintomographie.

Das Problem der Standardisierung bei der Therapie besteht in der nicht einheitlichen Diagnostik mit bildgebenden Verfahren sowie der jeweiligen Verfügbarkeit der Neurochirurgie und Strahlentherapie am Orte. Weiterhin fehlt es bisher an randomisierten Studien, die ein richtungsweisendes Vorgehen erlauben würden. Bei optimaler diagnostischer Abklärung, sofern die metastatische Genese einer spinalen Raumforderung nachgewiesen und nicht eine rasche operative Entlastung des Rückenmarkes zur Vermeidung irreversibler Schäden indiziert ist, kann durch die Radiotherapie nicht nur eine Rückbildung des spinalen Tumoranteiles, sondern auch eine belastungsfähige Rekalzifizierung der Wirbeldestruktionen erzielt werden (Abb. 1a und 1b). Die alleinige Laminektomie als Dekompressionsbehandlung führt nach einer Literaturzusammenstellung von Stillman u. Foley [2] nur in 30% zu einer Verbesserung der Symptomatik. Die Radiotherapie dagegen bringt nach Auswertung von 9 Übersichtsarbeiten eine Verbesserung von 47%, und die kombinierte Behandlung von Laminektomie und Strahlentherapie erbringt nach der gleichen Krankengutauswertung 51% Verbesserungen. Es ist zu berücksichtigen, daß es sich um Kasuistiken handelt, wobei das ausschließlich chirurgisch behandelte Krankengut sicherlich die schlechteren Eingangsvoraussetzungen aufwies.

Unser eigenes Vorgehen orientiert sich aber an der Aktualität der neurologischen Symptomatik. Handelt es sich um eine akute, schnell progrediente Symptomatik, wird die Laminektomie mit anschließender Strahlenthe-

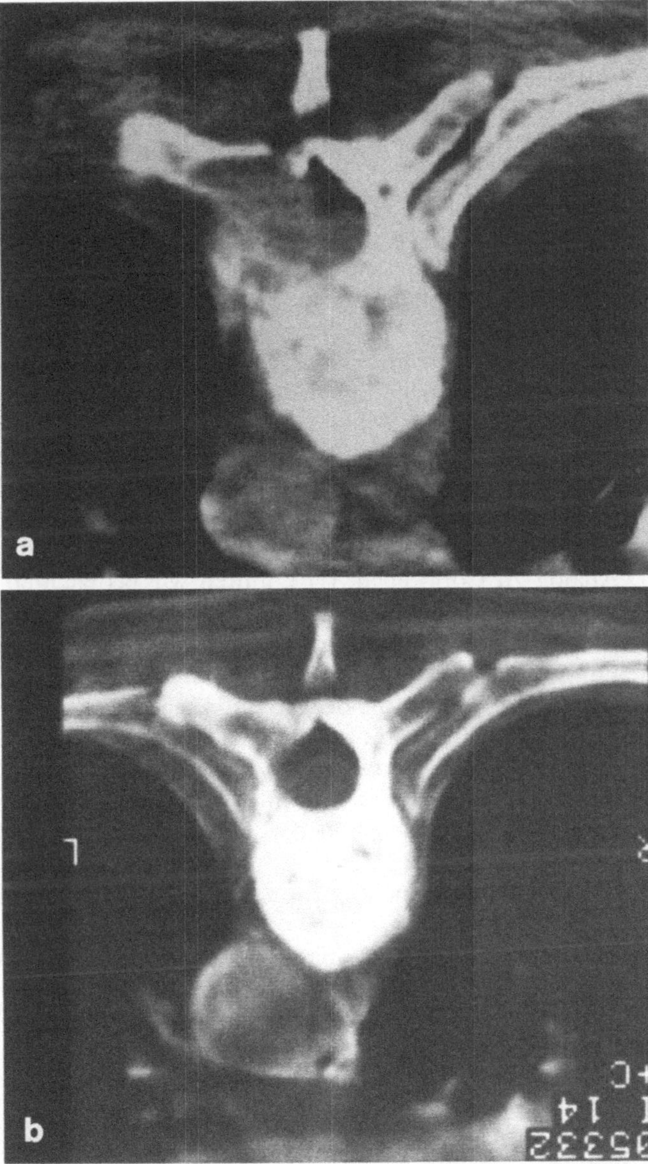

Abb. 1. a 46jährige Patientin mit Osteolyse an BWK3 und Einwachsen des Tumors in den Spinalkanal bei Mammakarzinom. **b** Die selbe Patientin 6 Monate nach Strahlentherapie mit 40 Gy Herddosis. Stabile Rekalzifikation ohne Einengung des Spinalkanals

rapie durchgeführt. Bei diskreter neurologischer Symptomatik folgt eine alleinige Strahlentherapie.

Vorangehend wird intravenös Dexametason angewandt bzw. oral Fortecortin in einer Höhe von 24 mg über die ersten 4 Tage, bei anschließend stufenweiser Reduktion unter Strahlentherapie. Die Fraktionierung der Strahlentherapie sollte nach Möglichkeit in konventioneller Weise erfolgen und 40 Gy in 4 Wochen betragen. Dies ist sicherlich dann erforderlich, wenn insgesamt eine gute Prognose besteht. Bei schlechterer Prognose könnte die Einzeldosierung höher gewählt werden, wobei 10 > 3 Gy, also 30 Gy in 2 Wochen zu verabfolgen wären. Dies entspricht einer biologisch wirksamen Dosis von 38 Gy.

Die eigenen Ergebnisse sind der Tabelle 1 zu entnehmen, wobei hinzuzufügen ist, daß hierbei sicherlich die Gruppe, die laminektomiert und strahlentherapiert wurde, eine schlechtere Ausgangssituation wegen bereits eingetretener neurologischer Symptomatik hatte. Eine gute Rehabilitation bei alleiniger Radiotherapie ist vor allem bei jenen Fällen neuerer Zeit zu vermerken, die ausschließlich mit Computertomographie und Myelographie diagnostiziert werden konnten.

Analog zu Cobb et al. [1] konnten wir beobachten, daß eine sehr gute Rückbildung der Schmerzsymptomatik erfolgte. Diese lag auch günstiger bei Mammakarzinomen als bei Metastasen anderer Primärtumoren.

Gravierend waren dagegen die Veränderungen durch die Laminektomie bei längeren Überlebenszeiten der Patientinnen. Dabei kam es insbesondere wenn die Wirbelkörperstabilität auf Destruktion der ventralen Anteile zurückzuführen war, zu einer verstärkten Gibbusbildung durch die fehlende dorsale Stabilität. In diesen Fällen sollte sicherlich eher die ventrale operative Stabilisierung mit anschließender Strahlentherapie durchgeführt werden. In diesem Zusammenhang kann darauf hingewiesen werden, daß das Einbringen von Metallplatten keine Kontraindikation zu einer durchzuführenden Strahlentherapie darstellt.

Es dürfte müßig sein, nach einem standardisierten Vorgehen Studien durchführen zu wollen, so erstrebenswert dies wäre. Die Situation wird aufgrund des Metastasierungsgrades in den meisten Fällen individuell zu entscheiden sein, wobei die gesamte Lebenserwartung in das therapeutische Vorgehen einzubeziehen ist.

Die Strahlentherapie hat sicherlich ihren festen Platz in der Behandlung der Myelokompression. Durch die Verbesserung der bildgebenden Verfahren läßt sich die Destruktion wesentlich besser lokalisieren und die Therapie kann auch

Tabelle 1. Ergebnisse der Behandlung epiduraler spinaler Kompression beim Mammakarzinom

	Patienten	Verbesserung bzw. Rehabilitation
Radiotherapie alleine	54	41 (76%)
Laminektomie und Radiotherapie	38	23 (61%)

frühzeitiger einsetzen. Eine Behandlung mit zu hohen Einzeldosen sollte sicherlich vermieden werden, da sie keinerlei Vorteile bringt, jedoch Spätschäden bei entsprechend langem Überleben der Patientinnen zu erwarten sein dürften.

Literatur

1. Cobb C, Leavens ME, Eckles N (1977) Indications for nonoperative treatment of spinal cord compression due to breast cancer. J Neurosurg 47:653
2. Stillman M, Foley KM (1989) Breast cancer and epidural spinal cord compression: Diagnostic and therapeutic strategies. In: Harris JR, Hellman S, Henderson C, Kinne DW (eds). Breast diseases. Lippincott, Philadelphia